I0832908

LE CANCER

Le Remède et le Guérisseur

DEVANT LA COUR DE PAU

PRIX : 1 FR.

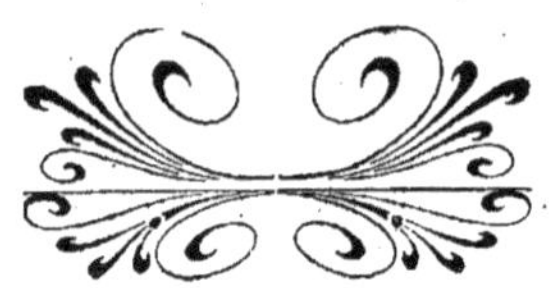

TARBES
IMPRIMERIE SAINT-JOSEPH, 24 *bis*, RUE EUGÈNE TÉNOT
1909

LE CANCER

e Remède et le Guérisseur

DEVANT LA COUR DE PAU

PRIX : 1 FR.

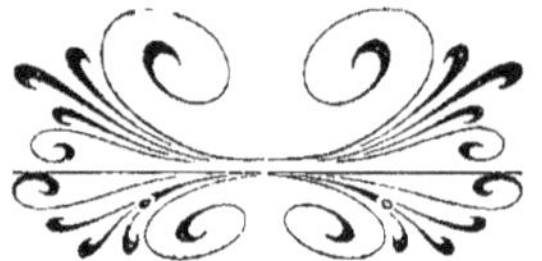

TARBES
Imprimerie Saint-Joseph, 24 *bis*, Rue Eugène Ténot

1909

ERRATUM

Page 8, ligne 38me, *au lieu de :* 12 octobre 1908, *lire :* 12 octobre 1907.

DESCRIPTION DU CANCER

(d'après Hévin et les grands chirurgiens du XVIIIe siècle)

Le cancer, à son début, est une petite tumeur de consistance dure et squirreuse, de forme arrondie, ayant quelques millimètres de diamètre, qui peut se former dans toutes les parties du corps et même à la peau, qui attaque, de préférence, les parties glanduleuses comme les mamelles, les parotides, les amygdales, les glandes de l'aine et de l'aisselle, mais qu'on voit aussi bien souvent aux paupières, aux yeux, au nez, aux lèvres, à la langue, à l'utérus, à l'anus et au rectum.

Cette tumeur quelquefois reste assez longtemps sans changement apparent ; et elle est indolente.

Mais un moment vient où l'accroissement se fait plus rapidement. La tumeur devient alors de forme irrégulière et montueuse, de couleur bleuâtre et livide, noirâtre ou plombée. Les veines qui l'environnent sont ordinairement tortueuses, gonflées, variqueuses. Le cancer devient douloureux. Succédant à une démangeaison, quelquefois insupportable au malade, la douleur correspond, à chaque instant, aux progrès du mal. Elle devient, de plus en plus, vive, cruelle, pongitive, lancinante. Et elle est continue. Cependant on a vu plus d'une fois des tumeurs malignes, même assez volumineuses, qui ne causaient pas une douleur extrême.

Le mal peu à peu ronge et détruit le tissu des glandes, les graisses et les téguments : une rougeur plus ou moins étendue se montre à la surface de la tumeur ; le malade ressent des élancements profonds ; le cancer va s'ouvrir. Un changement formidable se produit : la peau se gerse et s'entrouvre ; les fentes s'aggrandissent, et une sanie virulante en découle dont l'évacuation paraît d'abord soulager le malade ; mais bientôt il en résulte un ulcère dont les progrès sont plus ou moins rapides.

L'ulcère cancéreux est d'un aspect horrible ; ses bords sont tuméfiés, durs et calleux, renversés et livides ou noirâtres ; les chairs sont molles, fougueuses, et saignent dès qu'on y touche. Il s'élève quelquefois, du fond de l'ulcère, des espèces de champignons spongieux, entassés en forme de rochers, qui se corrompent et se détachent, pour faire place à de nouvelles végétations semblables.

La sanie, qui en sort, est tantôt solide et gluante, de couleur plombée ou noirâtre, tantôt ténue et ichoreuse ou sanguinolente, mais toujours d'une odeur fétide et cadavéreuse.

L'acrimonie de cette matière cancéreuse est si active qu'elle détruit les parties voisines.

Quand le virus cancéreux est parvenu à ce degré de malignité, il n'est pas possible d'en arrêter les progrès : toutes les parties de la tumeur tombent en pourriture, les vaisseaux sanguins en sont rongés, et, à mesure que l'ulcère grandit, il survient des hémorragies fréquentes et insurmontables. Ces hémorragies sont très difficiles à arrêter, parce que tous les vaisseaux de l'intérieur de la tumeur sont devenus variqueux, que les fibres de ces vaisseaux, qui ont perdu leur action, ne sauraient se contracter, et que le sang, qui est le plus ordinairement en dissolution, est incapable de former un caillot.

Les douleurs que cause le cancer ulcéré sont si violentes, si continuelles et si insupportables que les malades attendent la mort avec impatience.

La fièvre lente, entretenue par la résorption de la matière virulante dans la masse des humeurs, est inséparable de cet état : elle éprouve des exacerbations fâcheuses ; elle jette les malades dans la bouffissure et le marasme, et leur cause des défaillances et des convulsions, par l'agacement des nerfs corrodés.

Les effets du virus cancéreux ne se bornent pas aux parties molles ; ils s'étendent parfois jusqu'aux os.

La putridité, inséparable du cancer ouvert, est encore accélérée en partie par l'accès de l'air.

On a constaté que les temps chauds et orageux exaspèrent toujours les souffrances des cancéreux.

Dans la dernière période de la maladie, la maigreur est extrême, la peau sèche et comme terreuse ; les traits de la face s'altèrent ; ils expriment à la fois la douleur physique et le désespoir.

LE PÉRIL CANCÉREUX

Tel était autrefois l'horrible mal, tel il est encore aujourd'hui, avec cette seule différence qu'on n'a jamais vu le nombre de ses victimes s'accroître selon une progression aussi alarmante qu'à notre époque.

En Normandie, les affections cancéreuses sont tellement en croissance que, d'après M. le docteur Guillot, elles causent deux fois plus de décès qu'il y a vingt-cinq ans. *(Voir :* PROBLÈME DE L'ACCROISSEMENT DU CANCER EN NORMANDIE, *par le docteur Maurice Guillot.)*

Déjà chaque année voit cinquante mille Français mourir du cancer.

Et, s'il y a encore, en France, quelques communes rurales où le cancer est inconnu, et qui semblent jouir d'une parfaite immunité, on pourrait en citer d'autres où les deux tiers des habitants périssent victimes de ce terrible mal.

Cependant les médecins et les chirurgiens poursuivent sans relâche leurs savantes recherches dans l'espoir de trouver le remède efficace : leurs laboratoires, leurs académies et leurs congrès sont devenus, pour ainsi dire, autant d'écoles de guerre contre le cancer.

Mais le mal cruel devient plus redoutable à mesure qu'on le combat plus énergiquement. Et il choisit, semble-t-il, de préférence, ses victimes, parmi les plus habiles chirurgiens et autour des savants spécialistes sur qui l'on comptait pour le combattre avec avantage.

Que sont devenus cette confiance et cet enthousiasme qui présidèrent à la fondation, en 1891, de la « *Ligue de Verneuil* » contre le cancer, ligue aussi éphémère qu'inutile ?

La « *Revue des Maladies Cancéreuses* » parut en 1895 et disparut en 1901 sans avoir servi à rien.

En novembre 1906, une nouvelle ligue contre le cancer a été fondée, la « *Ligue Poirier.* »

Tout semblait promettre, à cette dernière entreprise, une longue vie et d'éclatants succès. Nul, en effet, ne paraissait alors mieux qualifié que Poirier pour vaincre le cancer. Mais hélas ! à peine au début de ce nouveau duel entre la science et le cancer, c'est Poirier qui a été tué (Mai 1907), deux mois après Mathias Duval, trois semaines avant Charrin.

La « *Ligue Poirier* » réorganisée est devenue l' « *Association Française pour l'étude du cancer,* » qui tint, le lundi 15 juin 1908, à la Faculté de Médecine de Paris, sa première séance publique sous la présidence de M. Bouchard.

Mais le cancer n'est pas encore vaincu.

*
**

Ces constatations n'ont pas découragé l'abbé A. Dupuy, curé de Salles-Adour, qui, en septembre 1907, à la veille du XXe Congrès International de chirurgie, osa publier une réponse à chacune de ces deux questions :

Quelle est la cause spécifique du cancer ?

Le cancer est-il guérissable ?

Voici en quels termes il se prononçait :

D'après une conception très ancienne, et qui, de nos jours encore, a ses partisans, le cancer devrait être considéré comme une maladie organique commençant par l'altération latente des propriétés vitales et finissant par la destruction complète du tissu des organes. C'est la *théorie de la dégénérescence et de la carie des tissus.*

Elle est contredite par l'évidence de ce fait constaté partout où il y a eu des cancéreux :

Le cancer est d'autant plus virulent, et sa marche d'autant plus rapide, que le sujet qui en est atteint, est en pleine possession de sa force et de sa vigueur.

Ce même fait détruit également toute l'argumentation de ceux qui essaient vainement de démontrer que le cancer est une *maladie constitutionnelle, une dyscrasie,* dont le néoplasme serait le résultat et non la cause. S'il en était comme ils croient, on ne verrait pas le cancer se montrer si souvent sous la forme chronique, dans la vieillesse, et mettre jusqu'à vingt ans à parcourir ses périodes, tandis que, maladie plutôt aigüe, dans l'âge adulte, et surtout dans la jeunesse, il se présente avec tous ses caractères d'activité et de destruction.

*
**

La *Théorie de la diathèse* ne méritera d'être examinée et discutée que le jour où la diathèse aura été définie avec précision. En quoi consiste la diathèse cancéreuse ? Nous attendrons qu'on nous le dise.

*
**

Le docteur Spude (de Friedland) explique l'origine du cancer en disant que « des groupes de cellules altérés biologiquement par une cause occasionnelle, attirent certains produits spécifiques intravasculaires, cause d'irritation et d'usure illimitée des tissus ». Cette hypothèse est gratuite et assez vague pour échapper à toute discussion.

***

La *théorie de l'origine fœtale* est ainsi exposée par M. G. Roger :

« Les néoplasmes seraient dûs à des enclavements pendant la période embryonnaire. Plus tard, la résistance des tissus voisins venant à diminuer, les cellules ectopiées se mettraient à proliférer et se développeraient d'une façon exubérante. »

« Plusieurs objections, dit-il, peuvent être faites à cette conception. Elle nécessite d'abord deux hypothèses : l'enclavement cellulaire, la faiblesse des tissus. »

J'ajoute qu'elle a tous les mêmes défauts que les précédentes.

***

M. le professeur Debove, résume ainsi la *théorie de l'anarchie cellulaire :*

« Tout notre organisme se compose d'une série de cellules ; ces cellules sont des organismes vivants ayant une existence individuelle et une existence collective. A ce dernier point de vue, ils sont soumis à une régulation commune, ils reçoivent les ordres d'une sorte de pouvoir central, qui, dans le cas particulier, ne peut être que le système nerveux, régulateur de la nutrition. Supposez, qu'à un moment donné, les cellules cessent d'obéir au pouvoir central, qu'elles soient anarchistes et se développent sans s'inquiéter de ce qu'il adviendra de l'organisme qui les porte et dont elles se nourrissent.

« Ces cellules pourraient être détruites par les cellules voisines, par les macrophages : mais supposez qu'elles aient la force de résister ou que, par débilitation de l'organisme, la police soit mal faite et la force des macrophages insuffisante, ces cellules se développeront comme de véritables parasites ; elles seront les cellules du cancer. »

M. Debove, lui-même, nous dit que cette « théorie n'est qu'une hypothèse destinée à relier les faits, et qu'il s'agit simplement, en pareilles circonstances, d'une façon de concevoir les choses, qui peut être plus ou moins ingénieuse, mais qu'il faut bien se garder de prendre pour la vérité. »

***

La *théorie karyogamique* suppose, comme la précédente, que la cause du cancer « n'est autre qu'une cellule normale des tissus devenue anarchiste, » selon l'expression de M. Hallion, directeur-adjoint du Laboratoire de Physiologie Pathologique au Collège de France. Mais, à cette hypothèse il en ajoute une autre, pour la compléter, celle de la « fécondation réciproque de deux cellules de même espèce au sein d'un tissu, » fécondation nécessaire pour expliquer la fougue de prolifération de la cellule cancéreuse.

M. Louis Dor, Chef de laboratoire à la Faculté de Lyon, croit, comme Schleich, J. Roux et Hallion, « que la fécondation d'une cellule par une autre est la cause de la prolifération des cellules néoplasiques. » « Mais la fécondation offre précisément ce caractère », dit-il, « que la pullulation des cellules cancéreuses est illimitée. » C'est pourquoi il prétend que la *théorie karyogamique* pure ne peut expliquer « que la genèse des néoplasies bénignes, et non celle des néoplasies malignes. »

« Il y a, dans le cancer, » poursuit-il, « un phénomène beaucoup plus curieux encore que la prolifération cellulaire : c'est la non-disparition des cellules.

« Il y a donc, dans le cancer, non seulement à envisager l'hyperproduction des cellules, mais encore et surtout la non-cytolyse des cellules.

« Je conclus que nous connaîtrons la cause du cancer quand nous saurons pourquoi les cellules ne se détruisent pas et qu'il est beaucoup moins important de savoir pourquoi elles se produisent.»

*
**

Les allemands Von Dungern et Werner, dans un livre récent analysé par M. Hallion (*Presse Médicale,* mercredi 26 juin 1907), exposent une nouvelle théorie de l'origine du cancer. Elle est entièrement basée sur les idées soutenues par C. W. Cathcart (d'Edimbourg).

Cathcart prétend démontrer qu'il n'y a aucune limite tranchée entre les tumeurs bénignes, et les tumeurs malignes ; que les tumeurs malignes et bénignes sont essentiellement semblables, et qu'en ce qui concerne l'étiologie des tumeurs, aucune théorie n'est soutenable, si elle ne s'applique à la fois aux tumeurs bénignes et aux tumeurs malignes.

Von Dungern et Werner considèrent donc chaque cellule comme pourvue d'un *frein modérateur de la croissance*, c'est-à-dire, de parties ayant pour fonction d'arrêter ou de retarder la croissance de cette cellule. Une excitation quelconque, qui vient affaiblir ou détruire ce frein naturel, provoquera une prolifération anormale et désordonnée, cause de toutes les tumeurs. Et les tumeurs seront bénignes toutes les fois que les forces frénatrices n'auront été qu'affaiblies, mais toujours malignes, quand le frein intra-cellulaire aura été tout à fait détruit.

La conception de ces bons allemands serait très ingénieuse, si elle n'était absurde. Elle suppose qu'il n'y a que des tumeurs *homœomorphes.* Et dans leur hypothèse, en effet, la cellule-mère, quelque effrénée que soit la prolifération, aurait beau se multiplier, pour produire un néoplasme, elle ne pourrait engendrer que des cellules semblables entre elles, formant une *tumeur homœomorphe.* Or il y a aussi des *tumeurs hétéromorphes,* contenant des éléments étrangers. Ce sont les seules qui possèdent une tendance prononcée à repulluler sur place ou dans d'autres parties de l'organisme. Et les tumeurs malignes proprement dites sont *hétéromorphes.*

La théorie allemande du *frein modérateur* n'explique donc pas pourquoi et comment il y a des tumeurs malignes, des cancers.

*
**

M. Doyen suit une méthode plus scientifique. Avec lui, la question de la nature du cancer se pose sur le terrain des faits, des réalités.

Il affirme que le cancer est une maladie parasitaire et que le parasite est connu, qu'il peut le montrer.

Son microbe pathogène, son *micrococcus néoformans*, est un parasite intracellulaire ; il vit dans l'intérieur des cellules ; il se présente sous la forme d'un petit corps rond. Chaque cellule cancéreuse contient un certain nombre de ces petits corps globuleux. Quand les cellules viennent à proliférer, quand elles se multiplient par segmentation, les petits corps ronds se multiplient de leur côté, « et comme ils se trouvent disséminés dans toute l'étendue de la cellule-mère, on les retrouve, après division, dans chacune des cellules-filles.

« Le microbe devient ainsi le parasite de chaque cellule-fille et de toutes celles qui en dérivent. »

Un congrès médical se prépare à Paris ; et l'Académie de Médecine a promis d'élucider prochainement la question de l'existence du *micrococcus néoformans* et de son rôle pathogénique.

En attendant que les illustres confrères de M. Doyen daignent se prononcer, je crois pouvoir affirmer que le cancer est une maladie parasitaire.

Je n'ai point vu le parasite. Mais j'ai constaté des faits qui prouvent son existence. Et je dirai, plus tard, quelles expériences personnelles me les ont révélés.

Quelle que soit la nature du cancer, l'important serait de connaître le remède.

Mais n'est-il pas introuvable, ce remède que l'on cherche en vain, depuis au moins trois mille ans ?

Isaïe ne le connaissait pas quand il fut appelé auprès du roi Ezéchias atteint de ce mal mortel (*Ægrotavit ad mortem*). Après examen du sujet, il ne peut qu'exprimer au royal cancéreux le pronostic fatal : *Morieris et non vives*. Mais voilà que le ciel aussitôt inspira au Prophète l'idée d'appliquer sur la tumeur ulcérée, un cataplasme de figues. Cette application fut faite (*cataplasmaverunt*). Et le troisième jour, le Roi, complètement guéri, se rendit au Temple pour y remercier le Seigneur.

La guérison est évidemment miraculeuse : la prière et les larmes d'Ezéchias opérèrent cette merveille.

Néanmoins les guérisseurs ont retenu et vulgarisé la recette divine, sans avoir tous peut-être, dans l'efficacité naturelle du topique, une confiance absolue.

Toujours est-il que, dans les anciens recueils de « Secrets merveilleux » et de recettes diverses, « *le laict de figuier* » occupe une place honorable, entre la « *poudre de crapaux* » et « *la litarge d'Or* ».

***

A vrai dire, la thérapeutique du cancer, depuis le temps d'Isaïe jusqu'aux découvertes de Louis Pasteur, n'a pu réaliser aucun progrès important, basée qu'elle fut toujours sur la fausse *théorie de la dégénérescence*.

La cause et la nature de la maladie restant ignorées, l'*indicant* étant méconnu, l'*indication* ne pouvait être rationnelle. Elle est restée empirique. (1)

L'origine du cancer, selon l'ancienne théorie de la dégénérescence, serait celle-ci :

« Cette maladie succède tantôt à une inflammation aigüe ou chronique, et tantôt elle naît sur une tumeur indolente et plus ou moins ancienne appelée squirre.

« Lorsque le cancer se déclare, la sensibilité augmente et se réveille dans la partie, les douleurs deviennent lancinantes, le sommeil se trouble : tout annonce la dégénérescence cancéreuse, qu'il y ait ou non ulcération de la peau. (Le Gouas. *Nouveaux Principes de Chirurgie*, 1822).

---

(1) « Ce ne sont pas les affections », dit Galien, « mais les causes qui indiquent le traitement. »

Il n'y a donc tumeur maligne, cancer, qu'à compter du moment où l'ulcération se produit ou du moins se prépare.

Le cancer n'est pas diagnostiqué plus tôt.

Le chirurgien espérant toujours voir l'inflammation disparaître, le squirre rester stationnaire et tout à fait indolent, a recours aux émollients et aux résolutifs. Et, quand le squirre commence à devenir douloureux, il ne désespère pas encore d'empêcher la dégénérescence et de combattre la douleur. Il associe alors les narcotiques aux émollients ; il établit des points de dérivation, 1° sur le canal digestif, en purgeant avec les mercuriaux : 2° sur la peau, par les bains, les frictions sèches, les exutoires. Il prescrit un régime doux et végétal.

Cependant il est attentif à ce qui se passe, constate les changements qu'éprouve la maladie ; mais il veut savoir et s'assurer qu'elle fait des progrès, avant de recourir à l'opération, lorsqu'elle est encore praticable. Souvent même il se contentera d'employer le feu, les caustiques et toutes sortes d'irritants dans le but de détruire le cancer.

Cela explique pourquoi les cas de guérison sont si rares.

Cela explique également pourquoi, dans le cours des siècles, tant de guérisseurs et d'empiriques, se rendant compte de l'insuffisance de la méthode classique, ont probablement soupçonné qu'elle reposait sur de faux principes, quant à l'origine et à la nature du cancer, et que l'ulcère rongeant pouvait n'être qu'un nid de parasites corrupteurs et destructeurs des tissus.

De là, je crois, cette multitude de caustiques, de narcotiques et de poisons dont on a usé contre le mystérieux et féroce ennemi : opium, belladone, jusquiame, datura, cigüe, euphorbe, aconit, laurier-cerise, acétate de cuivre, iode, arsenic, acide sulfurique, acide chlorydrique, chélidoine, potasse caustique, nitrate d'argent, etc... tous remèdes restés à peu près inutiles en tant qne curatifs.

C'est à ce point que Pourteau, de Lyon, a prétendu que l'eau pure valait mieux, et que l'anglais William Lambe conseillait de donner aux cancéreux, pour toute nourriture et pour tout remède, de l'eau distillée.

La vérité est qu'autrefois, sauf l'emploi du feu et des caustiques, dont l'usage ne peut être permis que dans le cancer superficiel et peu étendu, l'opération, lorsqu'elle est praticable, était l'unique moyen de sauver le cancéreux. Mais on connaissait d'innombrables palliatifs, et on savait bien s'en servir.

*
* *

Les praticiens d'aujourd'hui sont-ils mieux armés contre le mal ? Ont-ils de nouveaux moyens, plus puissants et plus efficaces pour le vaincre ?

Ils ont les rayons X, les ferments, les sérums, les vaccins bactériens...

Au sujet de la radiothérapie, on a dit et répété que le traitement par les rayons X, est indiqué dans les cancers tout à fait superficiels, dans les cancers de la peau. Mais on a dit aussi et reconnu que ce traitement a ses dangers : il peut aggraver le mal, au lieu de le guérir, faire apparaître des ganglions ou augmenter ceux qui existaient, transformer l'ulcère épithéliomateux en ulcère de Rœntgen, précipiter la généralisation et amener, en quelques semaines, la mort des malades devenus cachectiques.

Le traitement par les rayons X reste limité aux seuls épithéliomas superficiels. Et encore cite-t-on des cas où ils n'ont pu détruire l'intrégrité du néoplasme. On a vu des cellules néoplasiques mises en liberté dans la profondeur, par les rayons X ; et ainsi s'explique la généralisation. Le remède alors devient pire que le mal.

Le *ferment protéolitique* des allemands Von Leyden et Bergell n'a pas eu plus de succès que la *cancroïne d'Adamkiéwicz*. Sa préparation est longue et difficile ; sa composition, incertaine ; son action, inconnue. Il n'est pas un remède sérieux et pratique.

Le vaccin de MM. C. Jacobs et V. Geets, constitué par des cultures riches en éléments microbiens tués à 60° et dosés par la méthode de Wright, n'a pas même obtenu, jusqu'ici, l'approbation de l'Académie royale de Médecine de Belgique.

En résumé, dans l'état actuel de la thérapeutique cancéreuse, c'est encore l'exérèse sanglante qui conserve la plupart des indications. Et celle-ci n'aboutit à la guérison qu'autant que l'opération est précoce, et l'extirpation de la tumeur, complète.

Il y a donc trop de cancers inguérissables.

Préoccupé de cette triste constatation et convaincu de la nature parasitaire du cancer, je me suis dit à moi-même, qu'en dehors des sérums et des vaccins, il n'était peut-être pas impossible de trouver une substance dont le contact, sans danger pour le malade, fût mortel au protozoaire malfaisant qui résiste à tant de violents poisons ; j'ai espéré qu'une telle substance deviendrait le remède tant désiré du cancer, dès qu'on aurait réussi à l'introduire dans la lymphe, dans le sang, dans la profondeur des tissus, comme dans le corps du néoplasme.

C'est ce remède que je crois avoir trouvé...

. . . .

Cette publication de l'abbé Dupuy fut d'autant plus remarquée que les lecteurs instruits s'étonnaient de la façon dont un simple curé de campagne se permettait d'apprécier, en toute liberté, les divers traitements du cancer : rayons X, radium, sérums et vaccins, sans attendre les savantes discussions qui allaient avoir lieu au sein du XXe Congrès International de Chirurgie qui se réunissait en ce moment, à Paris, pour traiter surtout cette question du cancer, devenue la plus passionnante question de pathologie et de thérapeutique chirurgicales.

Mais le jugement du Congrès de 1907 ne condamna en rien les idées émises par le curé-guérisseur. Voici, en effet, les déclarations les plus importantes des congressistes, d'après le compte-rendu paru dans la *Presse Médicale* (12 octobre 1908) :

Tuffier (de Paris) rappelle qu'il avait déjà conclu que, si la radiothérapie donnait de très bons résultats dans les petits néoplasmes épithéliaux superficiels de la peau, — toutes les médications n'ont-elles pas donné des succès dans ce cas ? — son action sur les cancers des muqueuses, le cancer du sein et les cancers viscéraux restait nulle ou douteuse. Or, son opinion ne s'est pas modifiée depuis ; elle s'est, au contraire, affirmée davantage.

M. Thiéry considère les rayons X comme complètement impuissants contre les cancers sous-cutanés, les cancers des muqueuses et les cancers viscéraux. Leur emploi ne trouve guère d'application que dans les cancers superficiels de la face qui, pour des raisons d'esthétique, ne seraient pas justiciables du bistouri.

M. Morestin (de Paris) est d'avis, qu'en ce qui concerne l'efficacité des rayons X dans le traitement des tumeurs cancéreuses profondes, on est en droit de dire qu'inefficaces sur les cancers du sein, sur ceux des muqueuses, ils ne donnent pas sur la peau de meilleurs résultats que l'instrument tranchant, surtout quand ils dépassent les dimensions d'une pièce de 5 francs.

Il n'y a donc pas lieu de réserver les bons cas à la radiothérapie et les mauvais à la chirurgie.

M. Péraire pense qu'il faudrait réserver le traitement radiothérapique aux ulcérations superficielles de la peau, au lupus ; l'expérience a démontré, en effet, que là surtout son action est efficace. Mais pour les régions profondes, et en particulier pour les tumeurs, dans un très grand nombre de cas, cette application donne tantôt une amélioration si légère qu'on peut la mettre en doute, tantôt une aggravation dans l'évolution des symptômes observés, tantôt enfin un résultat absolument négatif.

M. Doyen parle ainsi de la radiothérapie des tumeurs malignes :

En réalité, les rayons X ne guérissent pas le cancer, loin de là ! Ils guérissent seulement de petits épithéliomas cutanés, qui ne sont pas du cancer. Dans le cancer confirmé, ils ne donnent aucun résultat durable et *leur application est presque toujours suivie d'une généralisation rapide*, par suite de leur action destructive sur les ganglions lymphatiques et les organes lymphoïdes.

Quant au traitement général du cancer, par les sérums et les vaccins, M. Doyen compare ses effets à ceux des traitements locaux les plus employés dans les cancers superficiels : les rayons X et le radium.

L'effet de ces traitements si variés, d'après lui, se réduit à un seul et même processus : la destruction des cellules cancéreuses par les phagocytes.

Mais il n'insiste pas sur leur efficacité.

Et le Congrès visiblement ne manifeste pas une grande confiance dans ces sérums et ces vaccins déjà presque aussi discrédités que les rayons X dont on a dit : « Avant-hier, ils guérissaient le cancer ; hier, ils étaient impuissants à le combattre ; aujourd'hui, ils le provoquent. »

Un an après la publication de la brochure de l'abbé Dupuy : *Le Cancer. Son traitement curatif*, un nouveau congrès s'ouvrait, à Bruxelles, le IIe Congrès de la Société Internationale de Chirurgie, qui devait être consacré surtout à l'étude de la Question du Cancer (21-25 septembre 1908), sous la présidence de l'illustre professeur Czerny (de Heidelberg).

Et voici, résumé par la *Presse Médicale* du 26 septembre 1908, le discours d'inauguration du professeur Czerny :

Il s'est longuement étendu sur les conditions générales dans lesquelles se présente le problème du cancer, sur la direction dans laquelle doivent se poursuivre les recherches relativement à son étiologie, sur son caractère infectieux-contagieux, sur ses modes de propagation, sur son diagnostic, sur les mesures prophylactiques qu'on peut lui opposer, mais surtout sur les moyens thérapeutiques dont nous disposons actuellement pour lutter contre lui.

Après avoir passé successivement en revue les modes d'action et d'application des agents physiques et chimiques anciennement connus, il s'attache davantage à l'étude des agents plus récemment entrés dans l'arsenal thérapeutique : le radium, les rayons X, les étincelles de haute fréquence. On sait que le professeur Czerny s'est beaucoup occupé, dans ces derniers temps, du traitement du cancer par la fulguration, et il était intéressant de connaître son opinion sur ce nouveau mode de traitement. Or, si M. Czerny constate l'action énergique exercée par la fulguration sur les cancers superficiellement situés ou du moins accessibles à son application directe, — les végétations se modifient et s'éliminent, les ulcérations se détergent et se cicatrisent, les malades, moins intoxiqués, reprennent pour un temps un aspect florissant, — *on ne peut pas citer jusqu'ici un cas de guérison vraie obtenue par cette méthode thérapeutique.* A la vérité, elle est encore trop récente pour juger des résultats définitifs qu'elle peut donner, et il faut attendre encore quelques années pour être fixé sur sa valeur, mais M. Czerny doute qu'elle résiste à l'épreuve du temps. Ce qu'il a constaté personnellement lui permet de croire que les étincelles de haute fréquence ne font que « sidérer » les cellules cancéreuses sans les détruire : c'est ainsi qu'en inoculant à la souris des parcelles de cancers soumis à plusieurs reprises à la fulguration, il a obtenu de nouvelles proliférations cancéreuses. Bien plus, dans certains cas, il lui a paru manifeste que la fulguration avait agi comme un coup de fouet et hâté la marche du cancer traité.

Bref, conclut M. Czerny, de toutes les méthodes thérapeutiques actuellement préconisées contre le cancer, c'est encore l'exérèse chirurgicale qui nous offre le plus de chances de succès. Elle a donné des guérisons incontestables, inespérées, et qui sont restées définitives. Ce qu'il importe de répéter sans relâche, c'est que, pour être efficace, le traitement chirurgical doit être précoce.

Du rapprochement de ces diverses citations, il résulte :

1° Que, dans sa brochure, — *Le Cancer, son remède curatif,* — écrite et imprimée tandis que se prépare, à Paris, « un grand Congrès médical », le XXe *Congrès international de Chirurgie,* en septembre 1907, l'abbé Dupuy traite la question du cancer en des termes qui seront reconnus conformes aux conclusions de ce Congrès ;

2° Que le professeur Czerny (de Heidelberg), un an plus tard, en septembre 1908, prononce, comme président du *IIe Congrès de la Société Internationale de Chirurgie,* à Bruxelles, un discours d'inauguration dont le résumé, publié par la *Presse Médicale,* qui a pour principal directeur M. Landouzy, doyen de la Faculté de Paris, est en concordance frappante avec une page de la brochure de l'abbé Dupuy ;

3° Que le professeur Czerny et l'abbé Dupuy résument leur appréciation des divers traitements du cancer dans les mêmes termes.

En effet, en septembre 1907, l'abbé Dupuy écrit : « *C'est encore l'exérèse sanglante qui conserve la plupart des indications.* » Et, en septembre 1908, le professeur Czerny dit : « *C'est encore l'exérèse chirurgicale* qui nous offre le plus de chances. »

Cependant des chirurgiens et des savants, de plus en plus nombreux, vont jusqu'à contester les succès de l'opération et croient à l'incurabilité du cancer.

S'adressant aux partisans et aux virtuoses du bistouri, ils ne craignent pas de leur dire : « Vous n'avez jamais guéri et vous ne guérirez jamais un cancer, « parce que le cancer est une maladie générale, non une maladie organique ou « locale. Par l'ablation d'organes ou de parties d'organes, vous n'avez pu

« guérir que des cancers qui n'étaient pas de véritables cancers. S'il y a des « opérations couronnées de succès, cela tient à ce qu'on opère beaucoup de « pseudo-cancers, comme on opère beaucoup de pseudo-appendicites, et « aussi des tumeurs qui auraient pu devenir des cancers, mais qui n'étaient « pas encore des cancers. »

L'abbé Dupuy ne partage pas cette opinion désespérante : il la tient pour inadmissible et erronée.

A cette théorie de l'incurabilité absolue du cancer, il répond en guérissant des cancéreux autour de lui et en annonçant qu'il a trouvé un bon remède contre le cancer et qu'il se propose de créer une clinique pour les malades qui voudront en faire l'essai.

Bientôt même, l'abbé Dupuy trouve le moyen facile de mettre l'*Eutropine* à la disposition des malades qui pourront se soigner ou se faire soigner chez eux. Ce remède, fabriqué par un pharmacien, leur sera adressé par colis postal, avec le mode d'emploi détaillé délivré par le Médecin directeur de la clinique devenue, pour ainsi dire, inutile.

« Il est indiqué dans tous les cas de cancer extérieur, et il agira sans le « secours d'aucun autre moyen thérapeutique. »

« Il est encore indiqué dans tous les cas de cancers situés dans les cavités « naturelles facilement accessibles, comme l'utérus et le rectum. »

Cependant le curé-guérisseur cherchera un remède qu'on puisse employer en injections et en breuvage pour combattre même les cancers intérieurs, et il espère le trouver.

L'EUTROPINE

L'Eutropine a-t-elle justifié les promesses de son inventeur ?

Des essais cliniques, sur toutes sortes de cancers extérieurs inopérables ou déjà opérés sans succès, ont été faits, à Bagnères d'abord, par M. le Docteur Portes, et ensuite, dans un grand nombre de localités, par d'autres médecins et par des malades se traitant eux-mêmes sous la direction de M. le Docteur Portes. Et toujours, quand on ne se trouvait pas en présence d'un de ces cas absolument inguérissables signalés dans la brochure de M. l'abbé Dupuy, on a obtenu, dès les premières applications du remède, sinon la guérison parfaite, au moins l'apaisement ou la cessation des souffrances et la suppression de la mauvaise odeur, des hémorragies et de la suppuration cancéreuse ; le mal a pris un meilleur aspect ; les malades ont retrouvé leur apppétit, leurs forces et un bon sommeil : ils ont été mis en voie de guérison.

Dans tous les cas les plus inguérissables et les plus désespérés, le même traitement a été un admirable palliatif, à tous égards supérieur à la morphine, et n'a jamais occasionné le moindre accident.

C'est pourquoi les malades, les gardes-malades et les médecins, émerveillés des résultats obtenus, se sont faits les propagateurs zélés de la bonne nouvelle.

Là est tout le secret de ce prodigieux succès de l'*Eutropine.*

En attendant la création d'une grande clinique, l'abbé Dupuy avait espéré que les cancéreux qui se présenteraient pourraient, pendant quelque temps encore, être soignés par un seul docteur. Mais, bientôt, on écrivait de Paris, de Versailles, de Fontainebleau, de Lille, de Toulon, de Bordeaux, de Marseille, d'Angers, de Roubaix, de Pau, d'Agen, de Toulouse, de Dijon, de Rouen, de Clermont, de Cherbourg, etc... et peu de semaines après, de Suisse, d'Italie, d'Allemagne, de Belgique, d'Angleterre, de Suède, de Norvège, du Canada, d'Espagne et des Indes...

Comment recevoir et comment traiter tous les malades disposés à venir à Bagnères ? Et que faire pour ceux qui ne pouvaient se déplacer ?

L'abbé Dupuy et le docteur Portes ont cru résoudre les principales difficultés, en confiant la préparation de l'*Eutropine* à un pharmacien qui serait libre, croyaient-ils, de la vendre aux cancéreux qui voudraient se soigner chez eux, sous la direction de leurs médecins respectifs ou du docteur Portes lui-même. Mais la pensée ne leur est jamais venue qu'ils pouvaient être condamnés par des magistrats français pour avoir confié la formule d'un remède à un pharmacien, et celui-ci pour avoir mis à la portée de tous une précieuse découverte, en préparant et en vendant le remède comme spécialité pharmaceutique. De fait, la vente des remèdes secrets est partout libre, pour les pharmaciens, quel que soit le texte de la loi qui la régit. Tant qu'il n'y a pas d'accident reproché au vendeur, il n'y a jamais de poursuites. On peut même dire, qu'en France, cette tolérance est absolue au point que toute personne peut se convaincre qu'il se fait, au vu et au su des pouvoirs publics, un grand commerce de remèdes préparés et vendus dans un but criminel, par des gens qui ne sont ni pharmaciens ni médecins.

On lit, en effet, dans la *Presse Médicale*, numéro du 6 juin 1908 :

INDUSTRIE DE L'AVORTEMENT

« Les statisticiens depuis longtemps signalent et beaucoup de bons esprits chaque jour déplorent la diminution de la natalité en France.

« La question est grave, puisque de cette diminution constante du nombre des naissances dépend l'avenir même de notre pays.

« En telle occurrence, il semblerait, puisque l'on ne peut agir efficacement pour décider les citoyens français à procréer davantage, que l'on devrait au moins prendre toutes les mesures possibles pour conserver toutes les vies déjà acquises.

« Combien il est loin d'en être ainsi !

« L'indifférence de beaucoup en matière d'hygiène coûte chaque année de nombreuses existences qu'il eût été facile de préserver, et la répétition journalière et presque toujours impunie du même acte criminel amène la suppression pure et simple de quantité d'enfants en voie de développement.

« Bien qu'il tombe sous le coup de la loi, l'avortement, en effet, se pratique actuellement au grand jour et les « faiseuses d'anges », pour employer le langage des rédacteurs de faits divers, exercent ouvertement leur industrie, et, sans vergogne, l'annoncent à tout venant par la voie de la publicité la moins déguisée.

« A quiconque douterait de ce que j'avance, je recommande la lecture des quelques annonces suivantes découpées dans *un numéro* récent d'un grand quotidien du matin.

« Chaque jour, sans exception, ce journal insère, à quelques lignes près, de telles annonces, dont naturellement nous supprimons les adresses. » Suivent dix-neuf annonces toutes aussi suggestives les unes que les autres. La quatorzième est celle-ci :

RETARD *Aucun cas ne résiste aux* **PILULES du Mois,** *franco* et discr. contre 5 francs.

« Il est à remarquer, par surcroît, que la plupart de ces sages-femmes sont installées à proximité des gares ou des grands magasins de nouveautés.

« Dans le nombre, évidemment, quelques-unes exercent loyalement leur profession.

« Mais, il n'en est pas moins manifeste pour quiconque sait lire — et les petites ouvrières, les bourgeoises malthusiennes et autres dames peu désireuses de maternité ne s'y trompent pas — que la majeure partie de ces annonces ont pour seul objet d'avertir les femmes enceintes qu'à telle adresse, on se charge, dans les pris doux, de les débarrasser d'une grossesse gênante. » (G. VITOUX)

Du même journal, numéro du 22 avril 1908 :

SOCIÉTÉ D'OBSTÉTRIQUE DE PARIS (16 avril 1903)

« *A propos d'un fait précis d'annonce pharmaceutique pour avortement.* — M. Eustache (de Lille) rapporte que, dans la maison du XIe arrondissement qu'il habite depuis six mois, se trouve un pharmacien non médecin qui inonde les journaux politiques de l'annonce suivante : « RETARD des époques. — « Traitement énergique et sans danger », signé du pseudonyme : Dr VAUDRIN, avec adresse.

« L'auteur estimant que, par le fait qu'il est seul docteur dans la maison, cette annonce lui porte un très grave préjudice moral, a commencé par aller se plaindre auprès de ce pharmacien, qui lui a répondu qu'il ne faisait que vendre des pilules d'apiol, et que la publicité qu'il employait était de pratique courante ; que d'ailleurs la police avait fait son enquête, et n'avait rien trouvé à redire dans ces agissements. »

CURIEUX PROCÈS

Ce libre et scandaleux commerce des poisons, cette impunité laissée aux crimes les plus exécrables et ce respect accordé aux *Pilules du Mois*, demandaient une compensation.

Le curé de Salles-Adour allait-il enfin expier le crime d'avoir inventé un excellent remède, sans parler des innombrables délits de bienfaisance et de guérison qu'il a commis ?

Oui, la *Dépêche de Toulouse* veillait; le préfet des Hautes-Pyrénées, M. Coggia, veillait avec son « Commissaire Spécial », et aussi le Parquet de Tarbes.

Et l'abbé Dupuy ne tarda pas à être poursuivi.

Il fut même condamné à 500 fr. d'amende,sans sursis,par le Tribunal de Tarbes ainsi composé : Président : M. Bordes ; assesseurs : MM. Denagiscarde et de Badière ; ministère public : Sabathier, substitut.

Il convient de remarquer :

1° Que le Ministère Public, M. Sabathier, est *protestant ;*

2° Que M. Bordes, un autre *protestant,* préside ce tribunal chargé de juger un prêtre catholique sur la délicate question de savoir s'il lui était permis de soulager ou même de guérir des malades jusqu'ici réputés incurables.

ORIGINE DU PROCÈS

Ce curieux et intéressant procès, nous le devons au zèle et à la vigilance de *La Dépêche*, de Toulouse, et de M. Coggia, préfet des Hautes-Pyrénées.

Le 9 janvier, le journal *La Dépêche*, de Toulouse, publia, contre les prêtres du diocèse de Tarbes en général, et contre l'abbé Dupuy en particulier, sous le titre *Exercice illégal de la Médecine*, un article, dont on trouvera plus loin un long extrait, dans lequel il est dit que l'abbé Dupuy « traite les cancers », et qu'il a soigné « *une femme qui vient de mourir au milieu des plus atroces souffrances* » (Diffamation dont *La Dépêche* aura à répondre, le 23 janvier 1909, devant le Tribunal correctionnel de Tarbes).

En communiquant cet article diffamatoire à l'abbé Dupuy, un ami lui dit :

« J'aurais dû vous prévenir : je savais qu'on préparait contre vous une louche entreprise.

« Un de ces jours, en entrant au café de l'Europe, à Tarbes, j'aperçus, groupés autour d'une table, trois personnages que je ne veux pas nommer : un gros franc-maçon, un médicastre et un ancien élève des Frères devenu insulteur salarié des Religieux et de la Religion. Assurément ils complotaient. Je prête l'oreille : j'entends.

« Vous êtes averti, mais gardez cela pour vous. »

Le 17 et le 18 janvier 1908, la gendarmerie déjà interrogeait, à Salles-Adour et dans diverses communes de la plaine de Tarbes, les personnes qu'*ON* disait avoir reçu des soins médicaux de l'abbé Dupuy, et dont *ON* avait donné l'adresse précise avec des renseignements abondants.

La gendarmerie et un médecin furent vus également, le 17 janvier, à la gare de Bernac-Debat.

Le 20 janvier, l'abbé Dupuy interrogé et averti qu'il était dénoncé comme exerçant illégalement la médecine, répondit qu'il n'avait jamais exercé la médecine illégalement, mais qu'il donnait volontiers des soins et des conseils aux malades, dans les cas d'urgence, sans les exposer jamais au moindre accident.

Et il ajouta : « *Je n'ai jamais donné ni soins, ni conseils, ni remèdes, à cette femme qui vient de mourir au milieu des plus atroces souffrances. Je ne la connaissais même pas*. On vous dira que cette femme dont la mort, que *La Dépêche* s'empressa de publier, a fait tant de bruit, n'a été soignée que par des médecins diplômés, dont un venu de Rouen.

« Cependant, je possédais le moyen de lui procurer, sinon la guérison, tout au moins de longues années de survie sans souffrances.

« Je n'ai pas été consulté. »

On pouvait supposer, qu'à cette réponse, la Préfecture ne se montrerait plus alarmée au sujet des malades assistés par le curé de Salles-Adour.

En effet, le silence se fit, et *La Dépêche* même s'empressa de ne plus parler de *« la femme qui vient de mourir au milieu des plus atroces souffrances. »*

Mais bientôt, *ON* dut se dire : « Si le curé n'a pas tué, ce qui serait un crime, « n'a-t-il pas guéri illégalement, ce qui est un délit ? »

Et le 17 février, M. Coggia, Préfet des Hautes-Pyrénées, transmettait, au Procureur de la République, un rapport de son « Commissaire Spécial » disant : « On a cité deux cas dans lesquels l'abbé Dupuy a soigné seul des malades. Le « premier est celui d'une *dame* décédée dans la première quinzaine de décem- « bre 1907, sans que le docteur Fontan, ni aucun de ses confrères ait été appelé « et qui n'aurait reçu des soins que de l'abbé Dupuy. »....................

Il fallait avant tout un cadavre de femme, assez frais, pour tenir lieu de celui de « *la femme qui vient de mourir* », le 9 janvier 1908, « *au milieu des plus « atroces souffrances.* » M. le Préfet Coggia et le Parquet allaient être contents.

Malheureusement, M. *ON*, de Salles-Adour, s'était moqué du Commissaire Spécial. La dame X..., décédée le 5 juillet 1907, ne pouvait pas *remourir* en décembre.

Autre malchance, la dite dame avait été soignée, non par l'abbé Dupuy, mais par le médecin de la famille, M. Fontan, et par M. le docteur Vergez, de Lourdes. Cela résulte des dépositions faites devant le tribunal, sous la foi du serment, par son beau-frère, témoin à charge, et par son mari.

« Le deuxième (cas), dit le rapport, « est celui d'un ouvrier de Tarbes, « employé, croit-*ON*, à l'arsenal, dont la garde-halte de Salles-Adour pourrait « donner le nom et dont la femme venait dans cette localité, chercher, à la « cure, des bouteilles de ce produit (l'*Eutropine*) dont elle avait besoin pour « soigner son mari. »

Ce dernier cas est exposé tout au long dans la brochure de l'abbé Dupuy, comme un des plus beaux succès du curé-guérisseur.

Mais les ouvriers de l'arsenal de Tarbes savent-ils quel perfide ennemi est M. *ON*, pour les pauvres victimes des accidents et des maladies ? Ils ont grand intérêt à bien connaître M. *ON*, de Salles-Adour, et ses confrères de Tarbes.

Ce rapport du Commissaire spécial dut paraître, au belliqueux Préfet, une arme défectueuse, une mauvaise artillerie, contre ce vieux curé qui en a vu bien d'autres.

Il transmit néanmoins le papier au Procureur de la République, jugeant que ce magistrat debout ne pouvait être qu'un homme prêt à marcher.

M. Sens-Olive n'est pas Procureur de la République et Aurois pour rien : il eut vite compris. Lui seul pouvait tirer M. le Préfet d'embarras.

Avec une décision et une science stratégique dignes de Turenne ou de Napoléon, il conçut et exécuta le plan de la campagne suivante.

Il choisit un jour de froide pluie et de violente tempête, le 28 février 1908, pour se rendre à Salles-Adour, à pied, flanqué du Juge d'Instruction et du Greffier du Parquet.

A cette heure, et par un tel mauvais temps, l'alchimiste, inventeur de *l'Eutropine*, ne pouvait se trouver que dans son laboratoire. Il allait, espérait-il, le surprendre en flagrant délit de fabrication de remèdes secrets.

Quand ils arrivent au presbytère, Jeanne a vite fait de reconnaître que « *ça doit être le Procureur.* » Elle l'annonce même à M. le Curé, qui ne paraît pas surpris. Ces Messieurs déclinent leurs noms et qualités et disent qu'ils viennent procéder à une perquisition au domicile de l'abbé Dupuy dénoncé comme exerçant illégalement la médecine et fabriquant un remède contre le cancer.

La perquisition est faite très minutieusement et suivie de la saisie de toute la correspondance médicale de l'abbé Dupuy, près de 4.000 lettres ou télégrammes. Il y a beaucoup de plantes médicinales, mais pas une goutte d'*Eutropine* dans toute la maison. L'instruction est ouverte : mais l'abbé Dupuy ne veut pas subir d'interrogatoire sans l'assistance d'un avocat. Ainsi commence le procès qui devait être jugé, le samedi 19 décembre 1908, par la Cour d'Appel de Pau. Ces lettres forment soixante-cinq dossiers.

CORRESPONDANCE SAISIE A LA POSTE

Non content d'être en possession de la volumineuse correspondance saisie au domicile de l'inculpé, le Parquet de Tarbes saisit encore, tous les jours, moins un, du 28 février au 15 avril, à la Poste, toutes les lettres destinées à l'abbé Dupuy.

COMMISSIONS ROGATOIRES

Il releva, avec soin, les adresses des expéditeurs pour les faire interroger, dans les divers départements, sur commission rogatoire, dans le but et l'espoir de recueillir des témoignages contre le Curé de Salles-Adour.

ANALYSE DE L' "EUTROPINE"

Un expert-chimiste fut chargé d'analyser le remède anti-cancéreux.

RÉSULTATS :

1° *Aucune plainte formulée contre l'abbé Dupuy ;*

2° *Son désintéressement reconnu par tous ;*

3° *Aucune trace de salaire reçu ;*

4° *Aucun accident signalé ;*

5° *Analyse de l' « Eutropine » reconnue impossible ;*

6° *Prix de « l'Eutropine », en fabrique, évalué, par l'Expert, à* un franc *la bouteille de 75 centilitres, sans compter la valeur des substances organiques que ce liquide contient, et dont la nature n'a pu être déterminée ;*

7° *Ce prix de un franc, augmenté des frais d'emballage, de port et de correspondance, atteint visiblement la somme de* deux francs, *prix du remède reçu franco, à domicile, par les destinataires ;*

8° *Toute spéculation impossible.*

A LA COUR D'APPEL DE PAU

(Chambre des Appels correctionnels)

l'Abbé Aristide DUPUY, curé de Salles-Adour contre le Ministère Public

MÉMOIRE

en défense contre un jugement du 13 août 1908, par lequel le Tribunal correctionnel de Tarbes a condamné l'abbé Dupuy à 500 francs d'amende, pour exercice illégal de la médecine, pour exercice illégal de la pharmacie et pour annonce et distribution d'un remède secret.

FAITS

L'abbé Dupuy ayant inventé un remède contre le cancer et publié une brochure sur ce terrible mal, la nouvelle de cette invention se répandait de proche en proche : le journal *Le Semeur* de Tarbes s'en empara, et, bientôt, par les journaux correspondants du *Semeur*, l'invention de l'abbé Dupuy fut connue de toute la France. De toutes parts, les malades venaient trouver l'abbé Dupuy ; de toutes parts, aussi, on lui écrivait pour lui demander son remède anti-cancéreux, l'*Eutropine*.

Cependant, l'abbé Dupuy, ne pouvant ni ne voulant traiter les nombreux malades qui s'adressaient à lui, avait déjà fait connaître son invention à un docteur en médecine de Bagnères-de-Bigorre, M. Portes.

Celui-ci, encouragé par l'abbé Dupuy, songea à créer immédiatement une clinique de cancéreux à Bagnères-de-Bigorre et se mit en quête d'un local et d'infirmières.

Mais les malades qui affluaient chez l'abbé Dupuy, et que celui-ci renvoyait au docteur Portes, étaient presque tous des gens pauvres et dans l'impossibilité de s'entretenir et de se faire traiter en dehors de leur domicile. Devant cette impossibilité et, aussi, parce que Bagnères-de Bigorre, station thermale, aurait vu de mauvais œil une clinique de cancéreux, ce projet de clinique fut abandonné et l'on s'organisa pour permettre aux malades de se traiter ou de se faire traiter chez eux.

A cet effet, et sous le contrôle du docteur Portes, l'*Eutropine* fut préparée par un pharmacien, M. Favaret, et par lui envoyée aux malades qui la demandaient.

Ces demandes et ces envois étaient de plus en plus nombreux, lorsque, le 9 janvier 1908, le journal *La Dépêche*, de Toulouse, dénonça l'abbé Dupuy, aux sévérités de la justice, pour exercice illégal de la médecine, comme « traitant les cancers » et parce « qu'une femme soignée par lui venait de mourir au milieu des plus atroces souffrances.»

Les poursuites contre l'abbé Dupuy, ainsi amorcées par *La Dépêche*, s'exercèrent bientôt par le Parquet de Tarbes, avec la collaboration du Préfet des Hautes-Pyrénées et du «commissaire spécial» de celui-ci, le sieur Debenguy. Une perquisition était pratiquée au domicile de l'abbé Dupuy, par le Parquet au grand complet, pour tâcher d'y découvrir l' « orviétan homicide » dénoncé par *La Dépêche*. La correspondance de l'abbé Dupuy était saisie chez lui et à la poste, en même temps qu'un mandat de comparution l'appelait devant le juge d'instruction. La saisie à la poste fut maintenue pendant un mois et demi.

Devant le juge d'instruction furent également appelés divers témoins à charge, notamment le docteur Portes et le pharmacien, M. Favaret, dont les dépositions furent favorables à l'abbé Dupuy.

Mais l'abbé Dupuy ayant, par exploit du 8 avril 1908, cité la *Dépêche* en police correctionnelle, il arriva que, le lendemain, 9 avril, les deux témoins à charge, Portes et Favaret furent transformés en prévenus et cités comme tels.

Enfin, après une instruction qui a duré près de six mois et au cours de laquelle des commissions rogatoires ont été lancées dans toute la France, l'abbé Dupuy et ses deux co-prévenus ont comparu le 13 août 1908, devant le tribunal correctionnel de Tarbes qui, par jugement du même jour, les a condamnés, pour délit d'exercice illégal de la médecine, pour délit d'exercice illégal de la pharmacie et pour délit d'annonce et de vente d'un remède secret, à 500 francs d'amende, l'abbé Dupuy, comme auteur principal, le docteur Portes et Favaret, comme ses complices, ce dernier avec le bénéfice de la loi de sursis.

Suivant acte au greffe, en date du 14 août 1908, l'abbé Dupuy a relevé appel du dit jugement, et cet appel, il espère le justifier.

DROIT

En droit, le pouvoir social ne peut regarder comme délit que la violation d'un devoir envers la société et les individus, devoir exigible en soi et utile au maintien de l'ordre public (Rossi et Beccaria, cités par Faustin Hélie, *Théorie du code pénal*, I, pages 16 et 17 ; *Déclaration des Droits de l'Homme et du citoyen*, art. 4).

Par application de ces principes, il a été décidé qu'en donnant des soins et des conseils à des malades, pourvu qu'il ne signe ni ordonnances ni consultations, pourvu qu'il ne provoque aucun accident de nature à compromettre la santé publique, et pourvu que ses soins soient toujours gratuits, le prêtre, à ces trois conditions, ne fait «que ce qui est permis à la bienfaisance et à la charité de tous les citoyens, ce qu'aucune loi ne défend, ce que la morale conseille, ce que l'administration provoque ». (*Avis du Conseil d'Etat*, du 8 vendémiaire, an 14, Dalloz, J. G. V° Culte, p. 697 ; Cass. 14 août 1863, D. P. 64. I. 399 ; Cass.

16 février 1878, D. P. 78. 1. 282 ; Cass. cri. 13 mars 1897. D. P. 98. 1. 148 et notes.)

A la vérité, la loi du 30 novembre 1892, sur l'exercice de la médecine, porte, dans son article 16 : « Exerce illégalement la médecine, toute personne qui, non munie d'un diplôme de médecin, prend part habituellement ou par direction suivie au traitement des maladies »... Mais la prohibition doit s'arrêter au seuil du droit naturel, aussi le législateur ouvre-t-il lui-même cette exception. Il ajoute : « Sauf les cas d'urgence avérée. »

DISCUSSION

Rien, ni dans le texte ni dans l'exposé des motifs de la loi du 30 novembre 1892 n'autorise à décider que cette loi est moins libérale que la loi de ventôse, an XI, à laquelle elle a été substituée ; non, rien n'autorise à le décider, alors surtout que toutes les autres lois pénales, sous une violente poussée de solidarité et d'humanitarisme, se sont adoucies et relâchées à ce point que la peine de mort est virtuellement abolie, même pour les crimes les plus odieux. Cette loi du 30 novembre 1892 ne s'applique donc pas, pas plus que ne s'appliquait la loi de l'an XI, aux personnes qui donnent des conseils et des soins aux malades, dans les trois conditions déterminées par l'Avis précité du Conseil d'Etat, avis que la Cour de Cassation a fait sien, par les arrêts précités. Décider le contraire, ce serait décider que la loi du 30 novembre 1892 viole les principes imprescriptibles de droit naturel et de droit social rappelés ci-dessus, ce qui serait insoutenable.

En fait, dans le jugement dont est appel, il n'est point établi ni même allégué que les soins donnés aux malades par l'abbé Dupuy aient jamais occasionné le moindre accident de nature à compromettre la santé publique, que l'abbé Dupuy ait signé des ordonnances et des consultations et que ses conseils et ses soins n'aient pas toujours été gratuits. Donc, par application des principes et des textes précités, l'abbé Dupuy doit être déclaré en voie de relaxe.

Au surplus, dans l'hypothèse, purement gratuite, où l'article 16 de la loi du 30 novembre 1892 s'appliquerait aux personnes qui donnent des conseils et des soins aux malades, dans les conditions ci-dessus rappelées, il n'est point établi que les faits imputés à l'abbé Dupuy tombent sous l'application du dit article ; non, il n'est pas établi que l'abbé Dupuy ait pris « part habituellement ou par direction suivie au traitement des maladies. »

D'abord, « des maladies », il est constant au procès que, sauf le cas de la demoiselle Castets, il n'a pris part au traitement que *d'une seule*, ce qui n'est pas la même chose que le traitement *des maladies*, en général, surtout en matière pénale où tout est de droit étroit.

Le premier élément du délit prévu par l'article 16 de la loi précitée fait donc, ici, défaut.

Est-il au moins prouvé que l'abbé Dupuy a pris part *habituellement* au traitement de cette seule maladie, le cancer ? Non, on ne rapporte pas cette preuve dans le jugement et il est facile de faire la preuve contraire.

En effet, il est établi, par les documents de la cause, que de très nombreux malades atteints du cancer se sont adressés à l'abbé Dupuy, inventeur d'un remède contre le cancer. Il ne tenait donc qu'à lui de traiter tous ces malades, et de garder pour lui seul le secret de son invention ; or, il résulte des témoignages entendus à l'instruction et à l'audience que M. l'abbé Dupuy n'a traité, en tout, que sept personnes atteintes du cancer : les dames L..., V..., L..., C..., M..., A... et V... Le jugement veut bien en ajouter une huitième, celle que l'abbé Dupuy est allé voir à Auch ; mais il n'est pas prouvé et il n'est pas vrai que cette personne ait jamais reçu les soins de l'abbé Dupuy ni un remède quelconque ni qu'elle ait suivi un traitement ordonné par l'abbé Dupuy, qui proteste énergiquement contre la façon dont les faits sont travestis à cet égard.

Donc traiter sept malades, quand il ne dépendait que de lui d'en traiter des centaines, ce n'est pas, de la part de l'abbé Dupuy, prendre part *habituellement*, au traitement du cancer ; partant, le second et dernier élément essentiel du délit fait encore défaut.

Bien plus, les sept cas traités par l'abbé Dupuy sont incontestablement des cas d'urgence avérée, et cela, par cela seul que ce sont sept cas de cancer.

En effet, d'après les sommités de la science médicale, citées par l'abbé Dupuy, dans ses conclusions de première instance — conclusions qu'il maintient en appel, — le cancer est tenu pour incurable, par toute la science « diplômée », sauf les cas très rares où le bistouri peut opérer à temps. Et toujours d'après les mêmes autorités, les médecins sont impuissants à adoucir l'atrocité des souffrances des malheureux cancéreux, autrement qu'en les empoisonnant par la morphine. Ces constatations ont trouvé une récente confirmation dans la bouche de M. le professeur Czerny, président du deuxième Congrès de la Société Internationale de chirurgie, tenu à Bruxelles, du 21 au 25 septembre 1908. (*Presse Médicale* du 26 septembre 1908).

Par contre, il est prouvé, à l'évidence, par les nombreuses lettres versées au procès, que, dans presque tous les cas, le remède de l'abbé Dupuy a, pour premier et rapide effet, de calmer et souvent de supprimer les souffrances des malades, sans le moindre danger pour eux et pour la santé publique. En présence de ces constatations, on ne peut sérieusement contester que le cas de chacune des sept malades précitées ne fût un cas urgent ; qu'il n'y eût urgence avérée pour l'abbé Dupuy d'adoucir les souffrances de ces malheureuses, puisqu'il était et se savait seul à le pouvoir et qu'elles n'avaient pas à espérer le secours d'un médecin. Tel était notamment le cas de la dame Laporte, dont suivant la déposition de M. L..., son beau-frère, cité comme témoin à charge, le docteur Fontan et le docteur Vergez avaient été impuissants à calmer les atroces souffrances.

D'ailleurs, toutes ces malades, sauf la dame V..., ainsi que cela résulte de l'instruction, avaient été traitées par le remède de l'abbé Dupuy avant que celui-ci en eût confié la formule au docteur Portes. Il résulte également de l'instruction que la dame Vve V... a été envoyée par l'abbé Dupuy au docteur Portes, à 25 kilomètres de son domicile, mais que son état d'indigence et sa situation de famille l'ont forcée de rentrer chez elle à B..., d'où, deux fois, elle s'est rendue chez l'abbé Dupuy lui demander de son remède. Enfin, en ce qui concerne la dame C.... qui habite S..., il résulte de sa déposition, comme témoin à charge, que, son mal ayant été pris à temps par l'abbé Dupuy, deux applications du remède ont suffi pour la guérir, ce qui prouve combien il importe de ne pas perdre du temps dans le traitement de ce terrible mal qu'est le cancer. Contester l'urgence qu'il y a à le traiter, c'est contester l'évidence.

Donc, les sept cas de cancer traités par l'abbé Dupuy ne tombent pas sous l'application de l'article 16 de la loi du 30 novembre 1892 et ne constituent pas l'ombre d'un délit. Le susdit art. 16, en effet, excepte de la prohibition « les cas d'urgence avérée. »

Reste le cas de la demoiselle Castets. L'abbé Dupuy ne peut pas contester avoir traité cette malade, puisque la preuve en résulte des lettres saisies chez lui par le parquet, lettres de Marie-Louise Castets, sœur de la malade, et de sa déposition à l'audience comme témoin à charge. Voici donc les lettres accusatrices, confirmées à l'audience par leur auteur.

Castelnau-Magnoac, le 30 novembre 1906.

Monsieur le curé

« C'est en toute confiance que je vous écris... Depuis 7 ou 8 mois, j'ai une sœur qui « a un œil très malade ; et, surtout depuis six semaines, ses souffrances ne sont plus « supportables. Nous avons consulté plusieurs médecins ; nous sommes même allées à « Toulouse chez un spécialiste pour la vue, M. Terson. Rien n'y fait. C'est le contrai- « re : le mal s'aggrave tous les jours. »

« Presque désespérée, je tiendrais bien, Monsieur, à vous amener ma sœur. J'ai enten- « du parler de vous très souvent... »

« Castelnau-Magnoac, le 26 décembre 1906.

« Je suis heureuse de pouvoir vous dire que notre malade est, je crois, sur le chemin « d'une complète guérison. L'œil est encore paresseux ; elle en souffre toujours quelque « peu... »

« Castelnau-Magnoac, le 23 janvier 1907.

«.... je suis joyeuse de pouvoir vous annoncer de bonnes nouvelles. »

« Ma sœur est toujours de mieux en mieux ; son œil est bien moins rouge ; et, comme « vous le savez, elle n'y voyait plus, lorsque nous sommes allées vous voir, et, aujour- « d'hui, elle voit même de petits objets.... »

« Castelnau-Magnoac, le 13 mai 1907.

«.... Ma sœur continue toujours son traitement et le sang finit par disparaître tout à « fait de son œil ; il n'y a plus que quelques petites tâches, mais peu de chose. A ce mo- « ment-ci, elle y voit presque comme de l'autre. Nous répétons beaucoup de fois que, « sans M. le Curé de Salles, un grand malheur nous serait arrivé : les médecins avaient « la folie de vouloir lui faire arracher l'œil et en mettre un de verre. »

Tel est, sans commentaires, le huitième cas d'exercice de la médecine dont les perquisitions du Parquet ont permis au ministère public de faire état.

L'abbé Dupuy confesse le cas, mais sans contrition ni bon propos.

Sur la condamnation de l'abbé Dupuy, comme auteur principal du délit d'exercice illégal de la pharmacie :

Cette condamnation, pour délit d'exercice illégal de la pharmacie, se base sur trois faits :

Le premier fait, c'est que la « perquisition a découvert, au domicile de l'abbé « Dupuy, des plantes et des drogues médicamenteuses ».

Le second fait, c'est que l'abbé Dupuy aurait « apporté un plein panier de « bouteilles de son remède chez le docteur Portes ».

Le troisième fait, c'est que l'abbé Dupuy a, de la gare de Bernac-Debat, envoyé de son remède aux dames L..., M... et A...

L'abbé Dupuy s'expliquera sur l'imprécision du premier fait. Il nie énergiquement le second fait, dont la preuve n'a d'ailleurs pas été rapportée, et il reconnaît le troisième fait, qu'il n'a jamais nié. Oui, il a envoyé, même plusieurs fois, aux trois dames précitées, de son remède anti-cancéreux, qu'il a lui-même préparé.

Sur le premier fait, il convient de remarquer que le fait de posséder « des drogues et des plantes médicamenteuses » et le fait de préparer un remède ne sont défendus par aucune loi.

Il est vrai que l'abbé Dupuy ne s'est pas contenté de préparer un remède, il l'a de plus administré, délivré ou envoyé aux sept malades sus-désignées ; ce faisant, il a, on ne peut le contester, pris part au traitement d'une maladie, le cancer, et ainsi exercé la médecine, suivant les termes même de l'art. 16 de la loi du 30 novembre 1892. Mais il a déjà été démontré que, dans les conditions où ils se sont produits, et vu surtout la circonstance d'urgence avérée, ces faits d'exercice de la médecine sont on ne peut plus licites. Comment donc le même fait, licite en tant que fait d'exercice de la médecine, pourrait-il être illicite considéré comme fait d'exercice de la pharmacie ? On ne dédouble pas ainsi un fait matériel, qui est un et indivisible, en deux faits juridiques, dont l'un serait licite et louable, et l'autre, illicite et punissable : ce serait le comble de l'absurdité et de l'illégalité.

Le jugement, qui relève contre l'abbé Dupuy, des expéditions du remède incriminé, faites de la gare de Bernac Debat, est absolument muet sur les expéditions infiniment plus nombreuses que le Parquet a aussi constaté avoir été faites de la gare de Bagnères-de-Bigorre. Cependant, il aurait suffi au Tribunal de rapprocher la date des expéditions faites de la gare de Bernac-Debat, de la date des expéditions faites de la gare de Bagnères-de-Bigorre, pour constater que les expéditions faites par l'abbé Dupuy de la gare de Bernac-Debat, avaient cessé lorsque le pharmacien Favaret a commencé ses envois, (le 10 janvier) de la gare de Bagnères-de-Bigorre. Et le Tribunal aurait, en même temps, constaté que ni le docteur Portes, ni Favaret n'ont pris part en aucune façon au traitement des malades soignés par l'abbé Dupuy, pas plus qu'à la préparation et à l'envoi du remède aux dits malades, tous faits dont l'abbé Dupuy revendique et entend assumer l'entière responsabilité.

Mais ce rapprochement des dates entre les envois faits par l'abbé Dupuy de la gare de Bernac-Debat, et les envois faits par Favaret de la gare de Bagnères-de-Bigorre, et la teneur des registres de la Compagnie des Chemins de fer du Midi auraient prouvé encore à l'évidence que l'abbé Dupuy est resté absolument étranger à tous les envois faits de la gare de Bagnères-de-Bigorre et que tous ces envois ont été faits par Favaret.

Mais, puisque le Tribunal incline à croire, sans toutefois le décider, que, sauf vingt bouteilles, toute la préparation du remède expédié a été faite par l'abbé Dupuy, et qu'il fonde cette opinion sur ce fait que « des drogues et des plantes médicamenteuses » ont été trouvées, au cours de la perquisition, au domicile de l'abbé Dupuy, pourquoi le jugement ne dit-il pas quelles sont ces drogues et ces plantes médicamenteuses, et pourquoi est-il muet sur les résultats de l'analyse du remède saisi à Bagnères-de-Bigorre, entre les mains de M. Favaret, analyse à laquelle il a été procédé pendant plusieurs mois par un chimiste commis par le Parquet ? C'était le cas, ou jamais, si l'on voulait à tout prix imputer la préparation du remède à l'abbé Dupuy, d'analyser les plantes et les drogues trouvées chez lui, en même temps qu'on analysait le remède, pour savoir si ces drogues et ces plantes entraient dans la composition. Et puis, n'est-il pas de la dernière invraisemblance que le remède ait été préparé à Salles-Adour pour être expédié ensuite de la gare de Bagnères-de-Bigorre, distante de 15 kilomètres et qui est tête de ligne ? Mais puisque l'on a instruit l'affaire pendant plus de six mois, le jugement aurait pu dire, ce semble, par quels moyens de transport des centaines de colis ont été portés de Salles-Adour à Bagnères-de-Bigorre, et quel intérêt il y avait à ce que chaque colis fît ainsi 30 kilomètres (15 aller et 15 retour), puisque les colis expédiés en gare de Bagnères-de-Bigorre, repassaient nécessairement par Bernac-Debat et par Salles-Adour.

Donc, et de toutes façons, il est démontré que la condamnation de l'abbé Dupuy, pour exercice illégal de la pharmacie, n'a pas l'ombre d'un fondement et ne repose sur aucun élément de preuve.

D'ailleurs, la meilleure preuve que la préparation du remède expédié par M. Favaret se faisait chez lui, à Bagnères-de-Bigorre, résulte d'une facture de St-Etienne, en date du 9 janvier 1908, aux termes de laquelle, un envoi de 1078 bouteilles a été fait à M. Favaret à Bagnères-de-Bigorre, chez M. le docteur Portes ; car ces bouteilles eussent été absolument inutiles pour M. Favaret, à Bagnères-de-Bigorre, s'il avait reçu là tout préparé et nécessairement logé, les centaines de bouteilles de ce remède par lui expédiées de la gare de cette ville.

Sur le troisième chef de la prévention et de la condamnation pour délit d'annonce d'un remède secret : Le jugement base la condamnation, de ce chef, sur les faits suivants : « L'abbé Dupuy a fait imprimer une brochure dans laquelle » il annonce son invention » ; .... « Des annonces ont été faites dans de nom- » breux journaux » ;... « L'abbé Dupuy aurait déclaré que la publicité coûtait » cher » :... « l'Abbé Dupuy s'occupait avec l'abbé Jouanolou des insertions des » annonces » ; ... « C'est lui-même qui a envoyé l'annonce insérée dans la » *Croix de Savoie* et qui en a payé le coût ».

Il est à remarquer que le jugement ne précise jamais les faits dont il fait état contre l'abbé Dupuy. A quelle date a été imprimée la brochure dont on fait grief à l'abbé Dupuy ? Le jugement ne le dit pas. Et cependant cette impression a une date certaine par le dépôt légal que l'imprimeur de la brochure a fait au Parquet. Ce dépôt est du 31 octobre 1907.

Que contient cette brochure de nature à constituer l'annonce d'un remède secret ? De quels termes de la brochure peut-on faire résulter cette annonce illégale ? Le jugement n'en dit rien du tout : il ne s'embarrasse pas de si peu. Cependant pour que l'annonce d'un remède secret soit punissable, il faut que la publication ait eu pour but réel de provoquer la vente du remède secret ; si elle se rattachait à d'autres motifs, par exemple, à une discussion scientifique, la publication ne constituerait pas une annonce. (DALLOZ, J. G. V° *Médecine*, N° 227 ; — LATERRADE, n° 151.)

Il suffit de lire la brochure incriminée, pour constater qu'elle contient une discussion purement scientifique sur le cancer. Cette discussion, il est vrai, est précédée d'un « Avertissement » et suivie d'un avis « Aux malades ».

L'avertissement contient ce qui suit :

« Ces quelques lignes, écrites à la hâte, n'ont pour but que de répondre à

» l'impatience des amis qui voudraient me voir publier déjà une étude complète
» sur les maladies cancéreuses, et à celle des malades qui attendent l'ouverture
» de la CLINIQUE anti-cancéreuse du curé-guérisseur.

» Patience ! Le livre n'est pas encore fait. La Clinique n'existe qu'à l'état de
» projet ; mais les malades peuvent se présenter dès aujourd'hui. Ils seront
» soignés selon ma méthode. Ils pourront, quand ils le voudront, faire l'essai de
» mon traitement ».

Est-ce qu'il y a un traître mot qui annonce la vente du remède? L'abbé Dupuy annonce la prochaine ouverture d'une clinique en projet ; il dit que les malades peuvent, en attendant, se présenter ; qu'ils seront soignés selon sa méthode. Soignés par qui ? La fin de la brochure consacrée « Aux malades », nous le dit : « Ceux d'entre eux qui sont pressés de savoir quel jour ils pour-
« ront commencer le traitement, n'auront qu'à indiquer dans leur première
« lettre : 1° l'âge du malade ; 2° son état général de santé... etc...

« Par retour du courrier, on leur dira ce qu'il y a à faire et quelles sont les
« chances de guérison. *Mon médecin* sera prévenu ». D'où la preuve qu'ils doivent être soignés par le *médecin*. Voilà ce que le jugement appelle l'annonce de la vente d'un remède, alors qu'il n'est question, dans la partie de la brochure incriminée, que du traitement des malades dans une clinique, du traitement par le médecin et des conseils à donner aussi par le médecin, alors que cette brochure, à elle seule, est la preuve manifeste que l'abbé Dupuy n'a entendu faire ni de la médecine ni de la pharmacie, ni le commerce d'un remède quelconque : car le projet d'une clinique à créer par un médecin, telle que l'abbé Dupuy l'avait conçue, était exclusif de toute intention délictueuse de sa part.

Et si la brochure précitée, la seule publication qui soit du fait de l'abbé Dupuy, n'a aucun caractère délictueux et ne peut être considérée comme l'annonce d'un remède secret, peut-on trouver ce caractère dans les autres publications dont le tribunal fait état ? Le tribunal l'affirme, mais il ne dit pas quelles sont ces publications, ni de quels termes de chacune d'elles il fait résulter l'annonce de la vente d'un remède secret. Ordinairement, quand on annonce la vente d'une chose, par des journaux ou autrement, on a soin d'indiquer le nom du vendeur, le lieu de la vente et le prix. Aucun des journaux dont le jugement fait état n'a parlé de rien de cela, pas même cette *Croix de Savoie*, dont, contre toute vérité et toute preuve, le jugement décide que l'abbé Dupuy a payé la publication.

En ce qui concerne les projets de publicité dont l'Abbé Dupuy se serait entretenu avec M. l'abbé Jouanolou, le jugement omet de préciser la date de cet entretien.

Mais qu'importe qu'un entretien de cette nature ait eu lieu ? La loi n'atteint pas une tentative de publications, ou, si l'on veut, une tentative d'annonce d'un remède secret, mais bien l'annonce elle-même, et, ici, l'annonce n'existe pas.

Donc le troisième chef de la prévention et de la condamnation est aussi peu justifié que les deux premiers.

Ce qui est évident, ce qui est manifeste, c'est que le jugement est absolument vide de motifs quant aux trois chefs de la prévention, c'est qu'il ne répond à aucun des moyens de défense que l'abbé Dupuy a développés dans ses conclusions de première instance. Et, alors que la brochure incriminée ne parle absolument que du cancer, alors que les autres publications, qui ne font que signaler cette brochure, ont toutes pour titre « le Cancer » et ne parlent que du cancer, alors que *La Dépêche*, qui dénonce l'abbé Dupuy aux sévérités de la justice, dit n'agir ainsi que parce que l'abbé Dupuy « traite des cancers », alors que les milliers de lettres saisies ne parlent que du cancer et du traitement du cancer, alors que les conclusions en défense de l'abbé Dupuy portent exclusivement sur le traitement du cancer, alors que, sauf le cas de la demoiselle Castets, le traitement du cancer est la seule matière du procès, il arrive cette chose étrange que le mot cancer n'est pas même prononcé dans le jugement. Est-ce parce que le cancer porte avec lui le caractère « d'urgence avérée » qu'il a été passé sous silence ?

Il convient de faire une dernière observation.

Les registres de la Compagnie des Chemins de fer du Midi attestent, et M. Michel Bordes, chef de gare de Bernac-Debat, a certifié qu'aucune expédition de remède n'a été faite par l'abbé Dupuy, depuis le 3 janvier 1908.

Et il a été démontré que depuis le 9 janvier 1908, *l'abbé Dupuy étant à Salles-Adour* (à 15 kilomètres de Bagnères-de-Bigorre), l'*Eutropine* a été régulièrement fabriquée, par centaines, sinon par milliers de litres, chez M. Favaret, 2, Place Ramond, à Bagnères-de-Bigorre, logée dans les bouteilles de Favaret, vendue par Favaret, à Bagnères-de-Bigorre, payable chez Favaret, à Bagnères-de-Bigorre ; expédiée par Favaret, de Bagnères-de-Bigorre.

Par contre, aucune preuve écrite ou testimoniale ne relève, à la charge de l'abbé Dupuy, un fait quelconque d'exercice de la médecine ou de la pharmacie à Bagnères-de-Bigorre.

Néanmoins, sans tenir aucun compte des déclarations formelles et précises de l'abbé Dupuy, ni même des faits les plus rigoureusement établis, le jugement transforme gratuitement toutes ces diverses opérations accomplies par Favaret, à Bagnères-de-Bigorre, en autant de délits commis, à Salles-Adour, par l'abbé Dupuy, qui est condamné au maximum de la peine, comme auteur principal, tandis que Favaret est considéré comme un simple complice digne d'indulgence, et obtient le bénéfice de la loi de sursis.

Le tribunal a ainsi jugé parce que « Favaret reconnaît en avoir préparé une « vingtaine de bouteilles » ; parce que « les inculpés se trouvent en contradiction « entre eux. »

C'est la parole de Favaret qui fait loi contre tous, et même contre les faits avérés.

Nous allons voir que cette confiance, accordée par le tribunal à la parole de Favaret, est excessive, à tous les points de vue.

Favaret a odieusement trompé l'abbé Dupuy et le docteur Portes.

Bien que dépourvu de tout diplôme de pharmacien, il a sollicité et obtenu d'eux, frauduleusement, la faveur d'être choisi pour unique préparateur et vendeur de l'*Eutropine*. Cela n'a pas été contesté.

L'abbé Dupuy et le docteur Portes ont appris, dans le cabinet du Juge d'Instruction, que Favaret n'était qu'un faux pharmacien.

On pouvait aisément s'y tromper, il a dû faire de nombreuses dupes.

Il exerçait la pharmacie et tenait officine ouverte, à Tarbes, depuis un an et demi.

Son nom figure sur la liste officielle des pharmaciens diplômés de la ville de

Tarbes, dans l'annuaire départemental des Hautes-Pyrénées de l'année 1907 et dans celui de 1908.

Si Favaret a obtenu l'inscription de son nom sur cette liste officielle des pharmaciens diplômés, en présentant un faux dipôme, il est coupable de faux et d'usage de faux.

Si Favaret n'a présenté aucun diplôme, c'est la Préfecture des Hautes-Pyrénées qui a commis le faux en inscrivant le nom de Favaret sur la liste officielle des pharmaciens diplômés de la ville de Tarbes, inscription qui implique nécessairement l'existence et la production du diplôme.

Nous n'avons pas ici à rechercher les responsabilités. La Cour appréciera. Il nous suffit de constater les faits pour en conclure que les premiers juges ont singulièrement exagéré la valeur testimoniale de Favaret.

Que reste-t-il donc de la prévention contre l'abbé Dupuy ?

A la vérité, l'abbé Dupuy assailli de lettres, parfois cinquante ou soixante par jour,qui toutes étaient relatives au même mal, le cancer, et au même traitement, l'*Eutropine*, et se trouvant ainsi dans la nécessité de faire d'une façon générale, aux malades, des réponses identiques, l'abbé Dupuy, disons-nous, avait fait imprimer certains renseignements en marge du papier dont il se servait, pour répondre individuellement à chaque malade.

Et, dans ces imprimés, qui n'avaient aucun caractère public, l'abbé Dupuy disait en substance :

« Voulez-vous des renseignements gratuits ? je vous les donnerai toujours vo-
« lontiers, à la seule condition que vos lettres contiendront un timbre pour la
« réponse. »

« S'il s'agit, au contraire, de vous faire envoyer le remède, adressez-vous à
« M. Favaret et envoyez-lui, avec votre commande, le coût du remède en un
« mandat de 6 francs pour un colis de 3 bouteilles, et de 12 francs pour un colis
« de 6 bouteilles.

Mais il arriva parfois que les malades, au lieu d'envoyer le mandat-poste au pharmacien, l'envoyaient à l'abbé Dupuy. Que pouvait faire celui-ci ? toucher le montant du mandat, puisqu'il était en son nom, et remettre les fonds à M. Favaret, qui préparait et expédiait le remède. C'est ce que l'abbé Dupuy a fait, et il ne pouvait faire autrement.

Ce faisant, l'abbé Dupuy était un intermédiaire forcé, pour ainsi dire, entre le malade et le pharmacien ; et il est impossible de trouver, dans ces faits, l'ombre d'un délit à la charge de l'abbé Dupuy.

Ce qu'il y a peut-être de plus étrange, c'est de lire, dans le jugement, que, pour faire de la médecine, l'abbé Dupuy avait pris le soin de s'abriter sous l'autorité du diplôme du docteur Portes, alors qu'il résulte, de centaines de lettres versées au procès, que les malades s'adressaient à l'abbé Dupuy, non parce qu'il était couvert par M. Portes, dont presque tous ignoraient le nom, mais parce que l'abbé Dupuy était l'inventeur du remède contre le cancer, parce qu'ils avaient lu la brochure de l'abbé Dupuy, les journaux qui parlaient de l'invention de l'abbé Dupuy, toutes publications dans lesquelles le docteur Portes n'était pas nommé.

D'ailleurs, quand ils se sont adressés à l'abbé Dupuy, tous ces malades savaient, par une triste expérience, que tous les médecins diplômés étaient impuissants à les guérir et même à les soulager. Certainement ils n'auraient pas eu plus de confiance dans le docteur Portes que dans les autres médecins.

Pour s'en convaincre, il aurait suffi au tribunal de lire les lettres de tous ces malades ou seulement les extraits de ces lettres insérés par l'abbé Dupuy dans ses conclusions de première instance.

Par la même occasion, le tribunal se serait convaincu aussi, qu'au témoignage, non suspect, de tous ces malades, de leurs gardes-malades et, parfois, de eurs médecins, le remède de l'abbé Dupuy est le seul par lequel ces malheureux obtiennent toujours l'amélioration de leur état et le soulagement de leurs atroces douleurs.

EN RÉSUMÉ, l'affaire en litige, considérée dans une vue d'ensemble, se réduit aux points suivants :

1° Le premier jugement ne relève contre l'abbé Dupuy — et pour cause — ni accident, ni ordonnance, ni salaire reçu.

2° Ce n'est pas de médecine ou de maladies en général qu'il s'agit au procès, mais de la seule maladie du cancer. Sur les huit cas opposés, sept en effet sont des cas de cancer.

Un cas isolé, d'espèce différente mais déclaré incurable comme le cancer, ne saurait modifier la thèse ni légitimer une diversion. C'est bien le procès du cancer qui se plaide en réalité.

3° La science est unanime à déplorer son impuissance devant l'incurabilité du cancer et les atroces souffrances qu'il traine après lui.

4° Pourquoi les premiers juges gardent-ils le silence sur la vaste correspondance versée au procès dans le corps des conclusions? Toutes ces lettres (94) sont unanimes à proclamer les heureux résultats obtenus par l'invention de l'abbé Dupuy.

5° Dans la circonstance, un cas de cancer n'est-il pas, au regard de M. l'abbé Dupuy inventeur d'un remède apprécié, un cas d'urgence avérée, que l'article 16 de la loi du 30 novembre 1892 excepte de la prohibition générale ?

6° Et l'urgence, prévue par la loi, ne dure-t-elle pas aussi longtemps que le malade, abandonné de la médecine diplômée, réclame du soulagement ?

7° M. l'abbé Dupuy, après avoir traité quelques cas d'urgence avérée, n'a-t-il pas — et très louablement — satisfait autant que possible à la légalité, en s'empressant de livrer son secret à un médecin, le docteur Portes, qui a pris dès ce jour, et pour son compte, le soin de plusieurs centaines de cancéreux ?

8° Les malades traités au début par M. l'abbé Dupuy le furent par lui seul à Salles-Adour, et jamais il n'intervint plus tard dans les cas très nombreux traités à Bagnères-de-Bigorre par le docteur Portes.

Les faits de la cause protestent hautement contre la théorie trop ingénieuse des premiers juges qui n'ont voulu voir dans le docteur Portes que la couverture légale de l'abbé Dupuy.

9° De même que le procès a pour objet une seule maladie, le cancer ; de même il n'est question que d'un seul remède, l'*Eutropine*.

10° Le témoignage du pharmacien Favaret, à qui l'inscription sur l'annuaire départemental tint lieu de diplôme, est plus que suspect. Il est d'ailleurs contredit de tous points par les faits et les écritures.

11° M. Favaret avait sa fabrication et son comptoir de vente de l'*Eutropine* à

Bagnères-de-Bigorre, place Ramond, 2, dans la maison même du docteur Portes. Les écrits versés au procès ne permettent aucun doute sur ce point.

Sauf quelques bouteilles, expédiées gratuitement et d'urgence, de la gare de Bernac, par M. l'abbé Dupuy agissant seul, toutes les expéditions se firent de la gare de Bagnères par les soins et pour le compte du seul M. Favaret. C'est par centaines de colis que l'*Eutropine* fut ainsi envoyée.

12° Le dernier envoi fait par l'abbé Dupuy est du 3 janvier 1908 ; et c'est le 9 janvier suivant que commençait la fabrication de M. Favaret.

13° Aucun fait d'exercice de médecine ou de pharmacie, à Bagnères-de-Bigorre, n'est relevé contre l'abbé Dupuy ; partant, aucun fait de collaboration soit avec le docteur Portes, soit avec M. Favaret.

14° Le fait d'avoir trouvé des plantes et des drogues chez un ancien professeur de botanique et de chimie, n'a rien d'étonnant.

Mais le silence du tribunal sur l'analyse de l'*Eutropine*, faite par les soins du Parquet, et sur la nature des susdites plantes et drogues, prouve avec évidence qu'il n'y avait là rien de délictueux.

15° Aucun fait d'annonce de remède ne peut être relevé contre M. l'abbé Dupuy. Des projets d'annonce tout au plus.

16° Lorsque toutes les pharmacies de France, au su des pouvoirs publics, regorgent de « remèdes secrets » dits *spécialités*, est-il équitable, est-il libéral, est-il vraiment juridique de ressusciter pour un jour la loi du 21 germinal an XI tombée en désuétude, au risque d'écraser dans l'œuf une découverte de grand avenir, dont tous les malades intéressés proclament déjà l'immense bienfait ?

Enfin, on a beau lire et relire le jugement, pour en connaître et apprécier les motifs : on n'y trouve aucun fait précis et démontré, ou présentant, même quant à la forme, l'apparence d'un motif juridique. Mais on y lit : « L'abbé « Dupuy a reçu chez lui des malades, il a examiné leur état et il leur a prescrit « un traitement à suivre, notamment, des applications d'un remède inventé... « L'abbé Dupuy a donné, par lettre, à divers malades, des indications sur le « traitement à suivre »......

« Il paraît probable, cependant, qu'il a fabriqué une certaine quantité de re- « mède. »

« L'abbé Dupuy a fait imprimer une brochure »... « Des annonces ont été publiées dans de nombreux journaux. » Toujours une vague allégation au lieu du fait juridique. Tout particulièrement, en visant l'art. 16 de la loi du 30 novembre 1892, le tribunal évite d'examiner, et tout le procès est là, si le cancer ne rentre pas précisément dans les « cas d'urgence avérée » que ce même article excepte de la prohibition.

Le jugement du 13 août viole la loi par l'absence absolue de motifs. (Loi du 20 avril 1810, art. 7.) Il ne mérite vraiment pas de faire jurisprudence. C'est pourquoi l'abbé Dupuy maintient ferme ses conclusions de première instance, avec les extraits des lettres qu'elles contiennent. Ces extraits de lettres versées au procès sont reproduits ci-après.

Et il demande qu'il plaise à la Cour réformer le jugement du 13 août, dont est appel, le déclarer nul et de nul effet, en ce qui concerne l'appelant, et renvoyer celui-ci indemne sans dépens.

A. DUPUY.

EXTRAITS DE LETTRES

de malades, de gardes-malades et de médecins insérés dans les conclusions de première instance pour établir les résultats obtenus dès les premiers essais de traitement du cancer par l' "Eutropine".

---

26 août 1907. **1. St-L..**

« Ma sœur est affligée depuis des années, à la pommette de la joue droite, d'une tumeur que le docteur P... appelle ostéo-sarcome.

« Aujourd'hui cette tumeur forme une énorme et purulente plaie, qui, à deux reprises a produit une hémorragie. Elle s'affaiblit insensiblement, et, à moins d'un miracle, je m'attends à un dénoûment plus ou moins éloigné. » S.

7 septembre 1907. **2. Du même.**

... Dès le premier jour, la plaie devint blanche ; la mauvaise odeur a disparu ; plus de nouvelles hémorragies... Les boutons qui s'étaient formés sur la peau, en avant et en dehors de la plaie, et qui indiquaient la marche envahissante du mal, ont disparu. L'état général de la malade s'est amélioré notablement. Depuis plusieurs jours, elle passe plusieurs heures par jour au jardin pour se distraire.

---

26 novembre 1908. **3. S...**

« J'ai ici, dans le village, une pauvre femme qui souffre beaucoup d'un cancer au sein... Elle a 69 ans... Depuis quinze ans, elle avait une grosseur à l'aine, comme une grosse glande... depuis 14 mois, elle s'est mise à souffrir du sein gauche. A la fin de juillet, son mal s'est ouvert, elle a eu plusieurs petites hémorragies ; tout le sein est pris et est à vif. La pauvre malade souffre beaucoup plus depuis plusieurs jours.

Com. de Gr...

7 décembre 1907. **4. La même.**

« La Mère S. continue à aller de mieux en mieux ; elle avait sous le bras gauche (côté malade) de grosses glandes dures : elles deviennent molles.

« Elle recommence à manger et à pouvoir marcher dans sa chambre...

« Je voudrais la mettre en état de faire le voyage de Bagnères, avant de quitter l'Anjou (vers le 15 janvier) ».

11 décembre 1907. **5. La même.**

... Le mal n'est plus rouge et noir ; les trous sont bouchés et le mal est plutôt blanc, comme quand on a un mal qui va guérir... Le médecin d'ici, qui est parfait, est enchanté de votre traitement : il la trouve beaucoup mieux... c'est inouï, en 8 jours, comme le mal a changé d'aspect ! »

6 O... 21 décembre 1907.

...... le médecin a vu de suite la gravité du mal : il a arrêté l'hémorragie et a prescrit la pommade de Reclus.... plus tard, il a voulu essayer de lui faire des piqûres d'un serum, qui a été sans succès. Je dois vous dire que, pour la plaie, on lui fait chaque jour des injections avec un peu de permanganaté dans l'eau bouillie. Hélas ! sept ou huit hémorragies se sont produites depuis lors, épuisant la pauvre malade. Actuellement, elle est fat[illegible]uée par les souffrances et le manque de nourriture qu'elle ne peut plus [illegible]endre autant que cela serait nécessaire ».

S.

7. a même. 30 janvier 1908.

« Nous ne l'avons pas suivi (le traitement) aussi exactement que nous l'aurions voulu, à cause des circonstances et des personnes... Depuis quatre semaines, les hémorragies ont cessé.... elles ne se produisent plus, comme avant... Enfin, oh ! Dieu en soit béni ! l'appétit est meilleur. Notre chère malade a moins de dégoût et mange mieux.... Le sein est bien diminué de grosseur et il y a moins de feu... Les nuits sont bonnes, ainsi que le sommeil, ce qui lui donne un repos réparateur ».

8. la même. 28 février 1908.

«.... Notre malade est toujours à peu près dans la même situation ; toutefois, depuis le 31 décembre, que nous avons commencé le traitement, les hémorragies ont cessé, la malade a moins de dégoût et peut mieux prendre la nourriture, les souffrances se produisent toujours, mais moins fréquentes et moins aiguës ».

9. la même. 6 mars 1908.

« Notre chère malade se trouve très bien de votre traitement. Les hémorragies ont cessé depuis le 31 décembre, que nous avons commencé. Elle avait des vomissements qui ont cessé également. Elle avait des dégoûts pour pouvoir s'alimenter qui ont cessé aussi : elle mange mieux et des aliments plus substantiels ; enfin, et c'est l'essentiel, ses grandes souffrances ont diminué de durée et d'intensité ; elle se sent plus forte.

« Vous ne sauriez croire l'appréhension que nous avons de ne plus posséder votre remède, et comment nous allons faire ; car, ne pouvant plus renouveler les compresses aussi souvent, la gaze se trouve fortement collée sur la plaie, et notre chère malade souffre beaucoup plus lors du pansement, et nous allons être forcés de faire subir un intervalle que nous déplorons, alors que nous avons tout fait pour l'éviter ».

S...

... 13 décembre 1907.

« Age 49 ans. Date de l'apparition de la tumeur, environ 3 ans. Son siège : œil gauche...

« Traitements déjà suivis :

« Electricité pendant plusieurs mois. Première opération : ablation de l'œil gauche. Deuxième opération, il y a un an, pour enlever au fond de la cavité, des excroissances qui s'y formaient. Troisième opération, il y a six mois, pour la même cause et dans le même but. Quatrième opération, il y a trois semaines, pour enlever une excroissance sur la paupière. Depuis ce temps, violentes douleurs de tête, sommeil très rare, très agité, alimentation restreinte et difficile.

« En résumé, il s'agit d'une tumeur de l'œil, récidivée, malgré l'ablation de cet organe et, très probablement, évoluant vers le cerveau. »

Abbé P...

25 janvier 1908. **11. du même.**

« Il s'agit, je vous le rappelle, d'un cancer de l'œil. L'organe ayant été enlevé, il y a trois ans, le mal a gagné le cerveau.

« Depuis les injections du remède dans la cavité oculaire, plusieurs fois par jour, il y a amélioration. La malade dort un peu, mange avec meilleur appétit et suffisamment. Elle, qui gardait presque continuellement le lit, se lève maintenant chaque jour et reste debout presque toute la soirée, allant et venant, sortant même, quand il ne fait pas trop froid.

« Je commence à reprendre un peu d'espoir. Mais, étant donné que le mal est dans le cerveau, croyez-vous....?

---

14 janvier 1908. **12. V...**

« Votre envoi n'était pas encore arrivé à Varenne, le 11 janvier : mais j'avais fait venir, de V..., l'une de mes bouteilles, et je puis vous dire que la pauvre femme qui avait des abcès au sein, s'en est trouvée très bien et qu'elle est guérie ». T. M.

---

30 janvier 1908. **13. M...**

« J'ai le grand plaisir de vous annoncer que votre remède fait merveilles.

« L'ulcère se cicatrise rapidement et nous espérons vous annoncer bientôt une guérison complète. » I.

---

14 février 1908. **14. A...**

« Depuis quelques jours que nous faisons usage de votre *Eutropine*, nous la trouvons beaucoup mieux. » D...

---

26 février 1908. **15. M.-de-B.**

« Le malade qui a reçu son colis est beaucoup mieux ; s'il continue à faire mieux vous pourrez le mettre sur le nombre des guéris....

« A mon frère, la plaie va mieux aussi. A.. »

23 mars 1908. **16. la même.**

« Pour les malades, il y en a un qui va beaucoup mieux, mais les deux autres sont à peu près la même chose. Mais, grâce à ce remède, la santé de mon frère va beaucoup mieux ».

---

26 février 1908. **17. F...**

« La malade va mieux, a plus d'appétit ».

14 mars 1908. **18. la même.**

« La malade va beaucoup mieux, la morphine est considérablement diminuée, elle dort et mange bien mieux, les forces lui reviennent. »

---

29 février 1908. **19. G...**

« Voilà huit jours que la malade a commencé votre remède. Elle s'en trouve rès bien ; elle trouve que cela la soulage beaucoup. B... »

20. du même. 2 avril 1908.

« La malade va mieux, elle ne souffre pas autant ».

21. du même. 5 juin.

« Vous rendrez un grand service si vous pouvez envoyer encore le remède. La personne qui s'en sert va beaucoup mieux. »

---

22. M... 2 mars 1908.

« Je m'adresse à toi pour un grand service. Voici de quoi il s'agit : ma belle-mère, âgée de 85 ans, souffre depuis un an d'un cancer au sein gauche. Il y a environ quatre mois, qu'elle se servait d'un remède préparé par l'abbé Dupuy, curé de Salles-Adour, et depuis ce temps, elle ne souffrait que d'une façon relative.. . Quelle n'a pas été ma surprise, lorsque le mandat en question nous a été retourné par les soins de M. le Procureur de la République !... C'est pourquoi je m'adresse à toi pour rechercher par tous les moyens possibles, s'il ne serait pas possible de se procurer quelques bouteilles du spécifique. B... »

---

23. S... 8 mars 1908.

« Les 3 bouteilles que vous m'avez envoyées donnent un peu de mieux ; les crises sont moins fortes. B... »

---

24. S... 9 mars 1908.

« Nous nous en trouvons très bien ».

---

25. S.-H.. 9 mars 1908.

« Nous connaissons un peu de mieux. M. »

---

26. F... 10 mars 1908.

« Il y a moins d'odeur et les douleurs semblent moins vives. Espérons que nous arriverons à un bon résultat. H... »

---

27. du même. 9 avril 1908.

« Ma malade pour qui je vous demande les remèdes se trouve mieux, les médicaments atténuent les souffrances, et surtout empêchent la mauvaise odeur ».

---

28. N.-d'O... 10 mars 1908.

Le mal allait beaucoup mieux : jugez donc, Monsieur, de notre anxiété ! Avoir espoir de guérison et ne pouvoir avoir le remède ! L... »

---

29. la même. 27 mars 1908.

« La pauvre malade, ayant été privée du traitement qui paraissait lui réussir, jugez de l'anxiété de son entourage ».

---

30. C... 11 mars 1908.

«.... et pendant ce temps, la malade, qui s'est bien trouvée du premier colis, attend toujours. C... »

12 mars 1908. **31. S..**

« Les remèdes que vous avez bien voulu m'envoyer ayant apporté quelque soulagement, je vous prie de vouloir bien m'en envoyer trois nouveaux flacons. G... »

---

12 mars 1908. **32. V...**

« Nous n'avons plus du précieux liquide. Une si longue attente est le désespoir chez elle.... La malade attend désespérément. B...»

---

13 mars 1908. **33. L...**

« Je trouve un peu de diminutions ; mais je souffre à l'extérieur, car, c'est au vif. M...»

---

13 mars 1908. **34. O...**

« Je suis très souffrante et votre remède me soulage beaucoup. D...»

---

6 mars 1908. **35. J...**

Il se produit une légère amélioration dans l'état de la malade. B.-P...»

13 mars 1908. **36. la même.**

« Le traitement donne d'excellents résultats... »

25 mars 1908. **37. la même**

« Je compte sur vous pour communiquer la bonne nouvelle. Ma mère, atteinte d'un cancer du rectum, a mis en pratique votre traitement, suivant les indications données dans votre lettre du 18 février : compresses à l'anus, injections dans la matrice : et elle en éprouve beaucoup de soulagement.

« Au bout de 4 jours, l'amélioration, qui va s'accentuant, était déjà très sensible.

« La malade qui gardait le lit depuis plusieurs mois, se lève matin et soir, une heure chaque fois.

« Elle dort mieux, souffre beaucoup moins et ne ressent plus ces grands élancements qui la transperçaient jusque sous le bras.

« Vous voyez, Monsieur le docteur, que l'amélioration obtenue en quelques semaines est bien grande. Nous ne regrettons pas d'avoir suivi vos conseils.

22 avril 1908. **38. la même.**

« La fabrication de l'*Eutropine* est suspendue ! Quel malheur ! C'est le seul et unique remède qui soulage ma pauvre mère, atteinte d'un cancer du rectum, et qui, sans lui, était dans un état des plus déplorables. »

26 avril 1908. **39. la même**

« Je vous prie de m'envoyer 6 bouteilles d'*Eutropine* dont j'ai obtenu des résultats absolument remarquables, dans un cancer du rectum. Dr. Rig. »

---

5 mars 1908. **40. V...**

Etant très content de votre *Eutropine*, je vous prie de m'en expédier 6 autres bouteilles. A.-R...»

41. V... 15 mars 1908.

... Je lui ai envoyé un mandat-poste de 12 francs pour recevoir 6 bouteilles d'*Eutropine*, dont je suis très contente. R...»

---

42. P... 17 mars 1908.

« L'état de la malade s'est amélioré, la première semaine.

43. du même. 24 avril 1908.

« Votre circulaire, que je reçois, me cause un profond chagrin. Mad. F., notre malade, m'écrivait qu'elle était soulagée, depuis qu'elle suivait votre traitement. Je suis allé la voir : le résultat est superbe : plus de souffrances, donc très bon moral ; dégonflement du bras, d'un tiers ; moins de lourdeur ; état général bon, pouvant travailler au soin du ménage. J'étais sur le point de vous donner tous ces détails, au reçu de la triste nouvelle.

« Je vous en prie, Monsieur le Curé, faites tout, même l'impossible, mais expédiez, à ma pauvre malade, 6 bouteilles. Je ne puis pas lui annoncer qu'elle n'aura plus son pansement...

« Que ne ferait-on pas pour soulager ceux qui souffrent, quand on suit la progression d'un mal aussi terrible !

« Confiance, Monsieur le Curé : on ne peut pas vous empêcher de soulager l'humanité. L... »

---

44. C... 14 mars 1908.

«.... Nous étions déjà très contentes des résultats obtenus et nous espérions avoir très prochainement une amélioration sensible... »

45. la même. 18 mars 1908.

« Le traitement fait déjà très bien. »

46. la même. 1er avril 1908.

« Je suis très contente du traitement et j'espère que nous arriverons à la complète guérison. D...»

---

47. St.-F... 26 février 1908.

« Il y a quelques jours, vous avez envoyé à une personne de notre paroisse, votre remède contre le cancer, et déjà, elle éprouve un si grand soulagement que je viens vous soumettre un autre cas. »

48. du même. 6 mars 1908.

« Je suis étonné de n'avoir pas de réponse... Une femme de notre paroisse est atteinte d'un cancer du rectum et la maladie est si avancée que l'intestin étant venu à se perforer on a dû faire une opération et mettre un anus artificiel au côté. Le cas est considéré comme désespéré par le médecin. Mais n'y aurait-il pas moyen, au moins de calmer les crises très fréquentes et très douloureuses qui se produisent ? Je m'adresse à vous parce que l'autre personne de notre paroisse qui fait vos remèdes éprouve un très grand soulagement. L... »

---

49. D... 25 février 1908.

« La malade a déjà éprouvé un réel soulagement, elle n'a pas eu de crise depuis hier matin, mais beaucoup de vomissements. Je ne lui fais plus de piqûres de morphine, elle s'en trouve mieux, puisque cette drogue empoisonne. B... »

9 mars 1908. **50. du même.**

« Voici deux semaines que la malade suit votre traitement : elle a éprouvé du soulagement, surtout la première semaine. Depuis 6 jours, elle perd du sang mêlé de pus.... Dans la nuit de samedi à dimanche et dimanche jusqu'à lundi, elle n'a pas cessé de crier et de se tordre ; comme les douleurs ne se faisaient pas sentir au moment des injections, l'idée m'est venue de lui mettre des tampons d'ouate imbibés d'*Eutropine*. Je les change souvent, et, lorsque je les retire, ils sont pleins de sang et de pus. Depuis qu'elle a ces tampons, elle se trouve mieux.... B.

21 avril 1908. **51. du même.**

La malade était allée à Caen ; elle a vu deux spécialistes ; un autre est venu la voir chez elle, ainsi que deux médecins, et ces cinq docteurs ont tous dit la même chose : cancer incurable, aucune opération à faire. La malade n'est pas ma parente.

« Je puis dire qu'aucun remède qu'elle a faits jusqu'à présent ne l'avait soulagée comme l'*Eutropine*....

« Elle se trouve très bien de son traitement. B... »

---

7 mars 1907. **52. St.-C...**

« J'ai l'honneur de vous confirmer ma lettre du 2 courant.. La négligence du pharmacien est bien grande ; il est d'autant plus blâmable que sachant mieux que qui que ce soit qu'on ne doit pas faire d'interruption.Or voilà deux fois qu'il me met dans ce cas. De sorte que tout ce que j'aurai fait jusqu'à ce jour pour avoir du soulagement pour ma pauvre femme sera inutile... dépenses d'argent.. etc... seront perdus ; il est vraiment peu humanitaire, ce Monsieur ? Avec le regret de vous signaler ces faits : ...... »

10 mars 1908. **53. du même.**

« Ce retard nous donne une interruption, aussi les souffrances ne se calment pas... met toute une famille dans la désolation et l'inquiétude, eux qui avaient ainsi que la malade tant de confiance dans votre remède ! et puis la malade se désespère... »

3 mai 1908. **54. du même.**

« Il est vraiment déplorable que vous, qui avez rendu tant de services à l'humanité et qui pouvez en rendre à l'avenir, quand des médecins n'ont pu réussir jusqu'à ce jour à guérir, même à soulager dans de pareils cas les pauvres personnes atteintes de cette triste maladie, l'on vous poursuive, arrête vos bienfaits qui ne sont que dévouement ; car vous dépensez et ne recevez pas. Pour mon compte, je suis bien désolé. Tous les médecins qui ont soigné ma pauvre femme ont été unanimes à dire qu'il n'y avait rien à faire. Ce qui me navre le plus, c'est qu'au moment où le mieux se faisait sentir, on ne peut continuer et que je vais avoir la douleur de la perdre... C'est bien inhumain tout cela. »

---

15 mars 1908. **55. Le C...**

« Réclame l'envoi de l'excellent remède contre le cancer, déjà demandé. Je vous serai bien reconnaissant de vouloir l'expédier le plus tôt possible. La malade crie vers ce liquide qui l'a déjà soulagée dans ses souffrances. S... »

56. du même. 20 mars 1908.

« Je suis bien surpris...... La malade qui s'est bien trouvée du premier envoi, désire tant recevoir 3 autres bouteilles, qu'il lui semble qu'on veut la laisser mourir sans adoucir ses souffrances.

---

57. St.-P... 22 mars 1908.

Réclame réponse... « Si vous saviez combien vous avez fait souffrir et causé de déceptions..! Le pauvre malade qui allait mieux, qui espérait une guérison ... depuis trois semaines sans remèdes..... et depuis trois semaines aux prises avec un mal qui ne pardonne pas et qui depuis trois semaines a fait d'effrayants progrès. Comment, Monsieur le Curé, avez-vous agi ainsi et pourquoi l'avez-vous fait ?

» Si vous saviez l'attente anxieuse du malade, celle de Mad. de V., la mienne même, et dans quelle situation morale vous avez surtout mis les deux premiers.

» Envoyez-les par la voie la plus rapide ; ils soulageront au moins, s'ils ne peuvent plus guérir. Le V... »

58. du même. 27 mars 1908.

« ... Elle me prie, d'abord, à cause de notre cher malade, M. D. dont l'état, qui était meilleur, est actuellement désespéré, puis pour M. Dupuy lui-même ; car je crains d'avoir été cause d'ennuis pour sa personne... Le V... »

---

59. C... 20 mars 1908.

» Vos premières bouteilles ont un peu soulagé mon malade. P... »

---

60. M... 12 mars, 1908.

« J'ai l'honneur de vous faire connaitre que l'*Eutropine* que vous m'avez envoyée a produit le meilleur effet sur la tumeur cancéreuse dont je suis atteint depuis près de 15 années, à la base de l'œil gauche. F. C... »

---

61. M.. 22 mars 1908.

« Je lui donnais en même temps quelques détails sur les effets produits par un premier essai de son traitement... Depuis, je n'ai rien reçu, et je regrette fort; car j'ai dû suspendre le traitement si heureusement commencé. F. S... »

---

62. La B... 22 mars 1908.

« Votre remède avait semblé réussir près de notre chère malade ; mais depuis 8 jours qu'elle n'en a plus, elle souffre davantage... Nous attendons donc... et l'envoi du précieux remède. G. V... »

63. la même. 22 avril 1908.

« ... Notre pauvre malade l'attend avec une grande impatience ; car ce remède lui apporte beaucoup de soulagement, et, depuis qu'il est terminé, elle souffre davantage et ne fait que pleurer. »

30 mars 1908. **64. G...**

« Daignez, cher Monsieur, nous envoyer un colis de 3 bouteilles, au plus vite : nous trouvons un peu de soulagement dans vos bons remèdes. B... »

---

6 avril 1908. **65. L...**

« Au sujet du remède anti-cancéreux de l'abbé Dupuy, et dont je m'en trouve très bien (sic), depuis que j'ai eu le bonheur d'en faire usage, mais souffrances étaient bien diminuées et je sentais toujours que j'allais de mieux en mieux. S...

---

28 février 1908. **66. T...**

« ... Le sommeil et l'appétit qu'elle avait perdus semblent vouloir revenir.

» L'odeur, les pertes jaunes et épaisses, les hémorragies ont disparu, pour faire place à un écoulement aqueux et abondant... Vous m'aviez annoncé ce bouleversement...

» Son teint, que la maladie avait rendu jaune-paille, reprend peu à peu la couleur de chair. P. de B.. »

---

26 février 1908 **67. C...**

« ... L'ulcère et les parties environnantes semblent progresser en bien, mais assez lentement. M. A... »

---

5 mars 1908. **68. R...**

« Notre malade semble ressentir quelque soulagement de l'emploi de votre remède. Ses souffrances aiguës, qui duraient autrefois près d'une heure, se sont réduites de moitié. L... »

---

9 mars 1908. **69. R...**

« Etant émerveillé du soulagement apporté par vos remèdes à un malade de notre commune, je viens vous demander si vous pourriez, de même, apporter quelque soulagement à la maladie horriblement douloureuse de mon mari.

» C. P. de ... »

---

16 mars 1908. **70. L...**

« ... le mal aurait commencé à avoir un tout petit peu d'odeur, et maintenant absolument du tout... C'est déjà quelque chose... En appliquant le remède sur la partie malade, ça ne fait pas souffrir du tout. S. C... »

---

8 avril 1908. **71. Les R...**

« J'ai l'honneur de vous informer que votre remède anti-cancéreux a déjà apporté du soulagement à notre malade. R... »

---

27 avril 1908. **72. D...**

« Je me trouve bien du traitement et ma grosseur diminue. M. »

73. H... 28 avril 1908.

« Je voulais me rendre compte de l'effet produit par l'*Eutropine*. Je suis heureux de vous dire que, malgré le peu de temps et le peu de liquide employé, par suite du bris d'une bouteille, la malade croit sentir une amélioration notable dans son état. A. B... »

---

74. St.-G... 28 avril 1908.

« Je ne saurais abandonner ce remède juste au moment où j'éprouve ses très efficaces bienfaits. C'est, du reste, le seul de tous ceux que les médecins m'ont fait essayer, qui me donne bon espoir pour l'avenir. B... »

---

75. E... 2 mai 1908.

« Depuis que je me servais de l'*Eutropine*, les hémorragies avaient complètement disparu ; et voilà que depuis que j'ai été obligé de la supprimer, elles reviennent de nouveau. Gr... »

---

76. A... 6 mai 1908.

« ... Espérons, cependant, que vos ennemis n'auront pas gain de cause et que vous pourrez continuer, plus libre qu'auparavant, le bien que vous avez commencé. Je le souhaite d'autant plus que j'ai pu voir le soulagement que vos remèdes ont donné à ma pauvre tante. E. F... »

---

77. L... 7 mai 1908

« Votre lettre m'a fait beaucoup de peine, mais c'est surtout quand je l'ai fait lire à ma malade. Elle qui comptait tant sur votre remède ! Elle se croyait guérie. Si vous la voyiez, comme elle est découragée ! M. G... »

---

78. D... 10 mai 1908.

« Veuillez m'envoyer de suite, s. v. p. un colis de 3 bouteilles de l'*Eutropine* de l'abbé Dupuy.

» La personne pour qui je fais venir ce remède en est très satisfaite.

P. C... »

---

79. F... 17 mai 1908.

« Une chose que je désirerais vivement savoir, c'est si la vente de l'*Eutropine* continue à se faire ; car, le traitement, qui obtenait de parfaits résultats, a dû être cessé par plusieurs malades, dont j'ai entendu parler, pour les raisons que vous savez, et on m'a dit que depuis, ils se plaignent d'aller beaucoup moins bien. Veuillez donc me dire si on pourrait s'en procurer, cela me rendrait un immense et réel service. J... »

---

80. C... 20 mai 1908.

« Tâchez de procurer un colis de 3 bouteilles du même médicament, parce que je comprends que, depuis que nous employons de cette eau, le malade ne souffre pas et il n'y a pas d'inflammation. S... »

22 mai 1908. **81. L...**

« Je vous serais très reconnaissant, M. Portes, de me faire parvenir d'autres remèdes anti-cancéreux : le malade qui s'en servait était en bonne voie de guérison. A. J... »

22 mai 1908. **82. C...**

« Je recommande votre liquide à toutes les personnes qui ont du mal comme moi, et je reconnais que ça m'a fait beaucoup de bien. J. C... »

22 mai 1908. **83. R...**

« J'ai été très profondément affligé en apprenant que toute fabrication d'*Eutropine* avait été suspendue. J'ai cependant à vous remercier des services que vous avez rendus à ma mère ; car elle est atteinte d'une tumeur cancéreuse, et depuis qu'elle se soignait avec votre remède, elle se trouvait dans le plus grand soulagement, et le mal, au lieu d'augmenter, diminuait chaque jour et calmait, en même temps, la souffrance. Mais, depuis qu'elle n'a plus votre remède, elle souffre le martyre et le mal augmente de plus en plus. J.-B. N... ».

23 mai 1908. **84. H...**

« Je suis enchanté de l'emploi de l'*Eutropine* de M. l'abbé Dupuy et je viens vous demander de vouloir bien m'en envoyer six autres bouteilles.

» M. G... »

3 août 1908. **85. H...**

« Monsieur le docteur,

» Pardonnez-moi si je prends la liberté de vous écrire.

» Ayant un vif désir de continuer à me soigner avec l'*Eutropine* de M. l'abbé Dupuy, et n'osant pas lui écrire, dans la crainte de lui causer des ennuis, je viens vous demander, M. le Dr, si je dois espérer pouvoir avoir bientôt ce précieux remède. E. G... »

24 mai 1908. **86. D...**

« C'est pour la seconde fois que je vous écris... Vous aurez la bonté, s'il vous plait, M. le Curé, de me dire, le plus tôt possible, comment suivre votre traitement. Nous connaissons des personnes qui en sont bien contentes. M. S... »

12 mai 1908. **87. M...**

« Je vous remercie de votre réponse. Vous savez sans doute que ma mère usait du remède l'*Eutropine* depuis déjà quelque temps. Elle s'en trouvait très bien ; mais il lui en faudrait d'autre absolument ; je ne connais personne dans votre voisinage pour m'en faire prendre chez vous et me l'expédier. Pourtant, nous ne voulons pas laisser mourir ainsi ma mère. Vos juges ne doivent pas être des bourreaux. S'il n'y avait pas d'autre moyen et que je puisse en avoir en me rendant à Bagnères, je le ferais ; et s'il faut demander une permission au parquet, je la demanderai, mais il en faut. P.-L. D... »

88. du même. 25 juillet 1908.

« Je vous serais reconnaissant de me dire si votre procès pour l'*Eutropine* sera bientôt terminé et si nous pouvons espérer encore avoir ce remède, pour nos malades, qui, après en avoir senti de si heureux effets, en ont aujourd'hui si grand besoin... P.-L. D... »

---

89. St.-G... 18 juillet 1908.

« Excusez-moi s'il vous plaît, pour la liberté que je prends, moi inconnue, de vous, (Monsieur l'archiprêtre).

» Je viens au nom d'un pauvre malade, mon frère, affligé d'un cancer au visage, vous demander en grâce s'il ne vous serait point possible de nous faire parvenir un remède qui nous était procuré par un prêtre de votre pays, M. Dupuy, curé de Salles-Adour.

» C'est le seul remède, après avoir essayé de tous les autres, qui ait fait du bien à mon frère.

» Depuis trois mois, il est interdit à ce bon prêtre d'expédier son *Eutropine*. Ses ennemis lui ont intenté un procès, comme s'occupant de médecine illégale, ce qui est faux.

» Ce remède était enfin parvenu à soulager notre pauvre malade et lui donnait l'espoir d'une guérison.

» Je viens donc, monsieur le Curé, faire appel à votre cœur charitable, en vous suppliant de tâcher de découvrir le moyen de nous en procurer, en cachette de ces méchants, bien entendu... V. R... »

---

90. C... 25 mars 1908.

« ...Nous avons commencé immédiatement le traitement, qui nous a donné de bons résultats.

» Notre pauvre malade a maintenant bon appétit et dort une notable partie des nuits.

» Le mal est très invétéré ; car il y a huit ans que le célèbre docteur Poirier lui a enlevé le sein droit. Sr. St-A... »

---

91. L... 30 mars 1908.

«... La plaie n'augmente pas du tout et ne lui fait plus éprouver les souffrances dont elle avait à se plaindre. Elle est dans un état de propreté qui est l'effet du remède.

» Elle a beaucoup de confiance dans le résultat final et ne saurait trop vous en remercier. P... »

---

92. B... 6 avril 1900.

«... Ma sœur me dit, dans sa lettre du 26 mars dernier : « Ma mystérieuse plaie qui est effrayante à voir a bien baissé.

» Depuis que j'y mets de l'eau du bon curé Dupuy, il ne sort que du sang qui a la couleur de briques cassées; le premier jour, le sang coula très clair, très joli, mais cela ne dura qu'un jour. Je ne puis pas comprendre qu'une si terrible plaie me fasse si peu souffrir; car, à peine je la sens. Oh ! que le Seigneur est bon pour sa pauvre servante !

» Et, dans sa lettre du 2 avril, elle me disait : « Mon incompréhensible plaie coule très peu depuis 2 jours : les bords se sont aplatis et les alentours sont toujours gras et durs ; j'y mets de l'eau du bon curé deux fois par jour, le matin et le soir, comme on me l'a dit; mais le froid qui me glace la poitrine m'a empêché d'y en appliquer 3 fois... V... »

---

9 avril 1908. **93. C...**

« ... Je n'ai employé qu'une bouteille. Je peux vous dire que ça m'a soulagé et que j'ai pu me reposer un peu. T. D... »

---

4 août 1908. **94. B...**

« Depuis que vous avez cessé l'envoi de l'*Eutropine*, il s'est écoulé déjà un certain laps de temps. Je viens donc aujourd'hui vous demander ce qu'il en est, et si la vente va recommencer bientôt.

» Je souffre énormément depuis que je n'ai plus cette eau, et j'ai été obligée de reprendre des anciens médicaments, qui ne me font absolument rien. La plaie que j'ai au sein s'étend de jour en jour, les hémorragies se répètent à chaque instant, je souffre le martyre. L'*Eutropine* me faisait du bien, par les lavages répétés. N'auriez-vous donc rien d'analogue, Monsieur Favaret ?...

L.-T... »

Tous ces extraits sont conformes au texte original des lettres versées au procès.

Des lettres non moins remarquables ont été produites seulement en appel et versées au procès, le 16 janvier 1909. Les deux suivantes signalent deux vrais succès.

I. CANCER DES PAROTIDES

« Monsieur l'Abbé,

« Je vous rends réponse au nom de mon père pour vous remercier... Grâce « à votre bon remède, mon père est complètement guéri et ne se sent plus « de rien. Aussitôt qu'il a eu employé un colis de trois bouteilles, il a eu « beaucoup de soulagement, il dormait bien et ça ne le démangeait plus dans « les *dentiers* (sic), en un mot, il retrouvait la joie et la santé...

17 octobre 1908. Ch. J..., à T.-en-F.. (L.-I.)

II. CANCER DU SEIN

« Monsieur le Docteur,

« Vous souvient-il qu'au mois de mars dernier, j'avais conduit ma sœur à « Bagnères au sujet du traitement de M. l'abbé Dupuy ? A ce moment-là,

« j'avais vu avec ma sœur M. le docteur D... de T... qui avait constaté, dans « le sein droit, une tumeur cancéreuse avec des glandes sous l'aisselle. Il fut « même convenu qu'on l'opèrerait, non dans l'espoir de la guérir, mais sim- « plement pour prévenir les douleurs insupportables qui, paraît-il, attendent « ces malades ; l'opération fut décidée pour le 25 ; mais je voulus tenter une « dernière chance en m'adressant à vous, et j'ai le plaisir de vous dire que ma « sœur, dès la première application de l'*Eutropine*, a éprouvé un grand soula- « gement ; et, à la seconde bouteille, toute douleur avait disparu et la plaie « s'était cicatrisée. En sorte qu'aujourd'hui il ne reste plus rien, pas même les « glandes sous le bras. Vous dire combien nous sommes heureux est impossi- « ble. Si j'ai tant tardé...

Ce 12 décembre 1908. D. A.., à F... (H.-P.)

ARRÊT DU 23 JANVIER 1909

Ouï, à l'audience du 16 janvier 1909, le rapport de M. le conseiller Correch, rapport très complet, qui débute par la lecture intégrale de l'article *dénonciateur* de la *Dépêche* ;

Ouï M. le Substitut du Procureur général, qui, tout en rendant hommage à la parfaite honorabilité des deux prévenus, l'abbé Dupuy et le docteur Portes, a, néanmoins, déclaré, en ce qui concerne l'abbé Dupuy, que celui-ci, dépourvu d'un diplôme de docteur, n'avait pas *le droit de guérir illégalement* et a demandé la confirmation du jugement ;

Ouï Me Lapèze, du Barreau de Tarbes, qui, dans une brillante et solide plaidoirie, a demandé l'acquittement pur et simple des deux prévenus ;

La Cour, dans son audience du 23 janvier 1909, a, en ce qui concerne l'appel de l'abbé Dupuy, rendu l'arrêt dont suivent les motifs et le dispositif :

Sur le premier chef de la prévention :

Attendu qu'il est résulté de l'information et des débats qu'à diverses reprises, depuis un temps non prescrit, Dupuy a reçu chez lui des personnes atteintes ou se croyant atteintes d'affections de nature cancéreuse ;

Qu'il les a examinées une ou plusieurs fois et leur a prescrit un traitement dont il a suivi les effets ;

Qu'il a agi ainsi, notamment, à l'égard de... etc.

Qu'il est également établi que, dans le même temps, il a, par correspondance, indiqué à plusieurs personnes, notamment à... le traitement à suivre pour assurer leur guérison, en précisant le mode d'emploi du remède prescrit ;

Qu'il est constant, enfin, qu'au mois de décembre 1907, il s'est transporté à Auch pour y voir une personne malade, qu'il l'a examinée et indiqué le traitement à suivre... ;

Attendu que Dupuy n'étant muni d'aucun diplôme, ces faits constituent à sa charge le délit d'exercice illégal de la médecine, caractérisé par la réitération d'actes dénotant chez leur auteur l'habitude qui les rend punissables ;

Attendu qu'il ne saurait prétendre, pour se justifier, qu'il n'a agi que dans des cas d'urgence, pas plus qu'il n'est fondé à invoquer l'autorité d'un Avis du Conseil d'Etat, en date du 6 vendémiaire, An 14 ;

Attendu, en effet, d'une part, que l'urgence n'existe que lorsqu'on ne peut, sans danger sérieux pour le malade, attendre l'arrivée d'un médecin ; — d'autre part, que l'Avis précité du Conseil d'Etat est, aujourd'hui, sans autorité, — l'article 36 de la loi du 30 novembre 1892 ayant précisément abrogé la loi du 19 ventôse, An XI, sous l'empire de laquelle cet Avis avait été formulé ;

Sur le deuxième chef de la prévention :

Attendu que, s'il n'est pas suffisamment établi par les documents de la cause qu'à une époque non couverte par la prescription, Dupuy a, lui-même, préparé l'*Eutropine*, remède anti-cancéreux dont il est l'inventeur, il est cependant démontré qu'à plusieurs reprises, en 1907 et en 1908, il a directement expédié à des malades des colis postaux contenant des flacons d'*Eutropine*...

Sur le troisième chef de la prévention :

Attendu que la publication, par Dupuy, à une époque non précisée par la prévention, d'une brochure contenant une étude sur le **Cancer**, dans laquelle il fait connaître son opinion sur les causes et la nature de cette maladie, rend compte des expériences qu'il a faites sur un malade jugé incurable par les médecins et déclare avoir découvert un remède susceptible d'amener la guérison, remède, qui, dit-il, appliqué par un médecin, est sans danger, ne peut être considéré comme « l'annonce imprimée faisant connaître au public un remède secret », spécialement visée par l'ordonnance de renvoi, alors surtout, qu'à la fin de la brochure, Dupuy, indiquant les renseignements que doivent fournir les malades avant d'être admis à commencer le traitement, ajoute : « Mon médecin sera prévenu » ;

Attendu qu'il en est autrement des annonces proprement dites insérées au cours des années 1907 et 1908, dans un grand nombre de journaux de province, annonces dans lesquelles le public est averti de la découverte faite par l'abbé Dupuy d' « UN REMÈDE NOUVEAU », ou plutôt, de l' « UNIQUE REMÈDE CONTRE LE CANCER » ;

Attendu, il est vrai, qu'il n'est pas établi que Dupuy soit l'auteur de toutes ces annonces ou en ait réclamé l'insertion... ; mais qu'il résulte de la déposition du sieur C..., gérant du journal X..., que Dupuy a demandé et obtenu l'annonce publiée dans cette feuille le 1er mars 1908 ;

Que ce fait, bien qu'isolé, suffit à caractériser le délit, l'annonce ayant pour objet un remède dont la formule n'a pas été publiée et dont la composition est inconnue ;

Sur l'application de la peine :

Attendu que tous les chefs de la prévention étant, ainsi établis, il y a lieu de déclarer que le Ministère public avait, à bon droit, requis l'application des articles 6, de la Déclaration royale du 25 avril 1777, 25, 36, de la loi du 21 germinal, An XI, de la loi du 29 pluviôse, An XIII, de l'article 16 § 1er, de la loi du 30 novembre 1892, et de reconnaître, en même temps, que toutes ces infractions étant de la compétence correctionnelle, et ayant, par conséquent, le caractère de délits, c'est à bon droit que les premiers juges ont décidé, conformément aux prescriptions de l'article 365, paragraphe 2 du Code d'Instruction criminelle, que la peine la plus forte devait, seule, être prononcée, cette peine étant celle portée par l'article 6 de la déclaration du 25 avril 1777 ;

Qu'il y a donc lieu de confirmer, sur ce point, leur décision et de maintenir l'amende de cinq cents francs, à laquelle ils ont condamné le prévenu, — cette amende ne pouvant être mitigée ;

Attendu, toutefois, qu'il y a lieu de tenir compte de la parfaite honorabilité de Dupuy, de considérer qu'il a agi par humanité et sans aucun esprit de lucre ; que c'est donc le cas de le faire bénéficier des dispositions bienveillantes de la loi du 26 mars 1891 ;

Par ces motifs... etc...

La COUR....

Confirme le jugement, en ce qui concerne Dupuy...

Dit, toutefois, qu'il sera sursis pendant cinq ans à l'exécution de la peine... etc...

Condamne Dupuy aux dépens d'appel liquidés à...»

Plus heureux, le docteur Portes a été, par le même arrêt, relaxé des fins de la poursuite.

QUESTION D'URGENCE

Dès qu'il fut démontré, par des expériences précises et concluantes, que l'*Eutropine* apporte toujours, aux pauvres cancéreux, un soulagement immédiat et certain, je m'étais fait un devoir de mettre ma découverte au service des malheureux dont elle était la suprême ressource.

Mais, comme on vient de le lire, la Cour de Pau a décidé qu'il n'y avait pas urgence et déclaré que les guérisons ainsi obtenues sont illégales.

Ne peut-on pas, sans manquer au respect de la chose jugée, poser cette simple question :

Sur des centaines de malades qui se traitaient par l'*Eutropine*, le 28 février 1908, un grand nombre se voyaient déjà en voie de guérison, plusieurs se proclamaient complètement guéris, et presque tous les autres se trouvaient très heureux du soulagement obtenu.

Les choses étant ainsi, le Parquet de Tarbes, par la saisie de la correspondance, les a tous mis dans l'impossibilité de communiquer avec le guérisseur et de se procurer le remède nécessaire.

Etait-il vraiment urgent de les replonger ainsi dans la souffrance et le désespoir et de les faire mourir cruellement, victimes de la légalité, dans le seul but d'établir, contre un curé, le délit-contravention de soulager et de guérir sans diplôme ?

CONSÉQUENCE

Pour éviter tout prétexte à nouveau procès, l'*Eutropine* ne sera plus délivrée que par le pharmacien, sur ordonnance de mon médecin. Elle redevient remède magistral.

A. D.

www.ingramcontent.com/pod-product-compliance
Lightning Source LLC
LaVergne TN
LVHW020627110826
845149LV00004B/1074
9782011320247